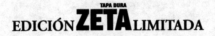

EDICIÓN ZETA LIMITADA
TAPA DURA

1.ª edición: enero 2009

Capítulos publicados originariamente en *Un cuerpo para toda una vida*
© Txumari Alfaro, 2007
© Ediciones B, S. A., 2009
  para el sello Zeta Bolsillo
  Bailén, 84 - 08009 Barcelona (España)
  www.edicionesb.com

Printed in Spain
ISBN: 978-84-9872-163-8
Depósito legal: B. 50.332-2008

Impreso por LIBERDÚPLEX, S.L.U.
Ctra. BV 2249 Km 7,4 Polígono Torrentfondo
08791 - Sant Llorenç d'Hortons (Barcelona)

Medicina biológica

TXUMARI ALFARO

EDICIÓN **ZETA** LIMITADA

· SUMARIO ·

Txumari Alfaro, viajero incansable, ha recorrido todo el mundo, siempre con el fin de recopilar la sabiduría popular referida a remedios naturles para la salud. Suele decir que se considera un notario del pasado que no desea que se pierda una riqueza y una parte más de la cultura tan importante como es la antropología de la medicina popular y los remedios naturales. Podemos asegurar que en esta obra se recogen remedios de todas partes del mundo y de multitud de culturas diferentes. Remedios que consideramos nuestros por ser cotidianos y que en gran parte fueron traídos por los conquistadores. Asiduo conferenciante en España y América, escribe en periódicos y revistas siempre acerca de temas relacionados con los remedios populares. Su pasión por ellos lo llevó a doctorarse en Iridología, Naturopatía y Acupuntura, cursando estudios en Francia, Estados Unidos, Canadá y España.

· PRÓLOGO ·

Medicina biológica reproduce la primera y la última parte de *Un cuerpo para toda una vida*, que publiqué en Ediciones B en noviembre de 2007. Aquel libro era el resultado de una pregunta que se me ha hecho de forma frecuente en las conferencias que vengo realizando habitualmente alrededor de España y otros países, como Argentina, México, Uruguay y Estados Unidos. La pregunta es: ¿dónde podemos encontrar o en qué libro podemos tener recopilado todo cuanto nos dice y enseña en sus conferencias?

Si en *Un cuerpo para toda una vida* recogía una por una todas mis experiencias adquiridas por todo el planeta, en el campo de la salud natural y la medicina biológica, y en él les brindaba todo cuanto sé, en *Medicina biológica* ofrezco al lector consejos prácticos para llevar una buena alimentación, recetas útiles, programas de ejercicio saludable, claves y dietas para combatir los kilos de más, remedios generales y recetas para combatir ciertas dolencias. Todo lo que se dice lo he experimentado personalmente o gracias a la consulta en la cual llevo más de veinticinco años atendiendo a mis pacientes.

Como en *Un cuerpo para toda una vida*, al lector le diré que este libro, *Medicina biológica*, no tendría sentido si, en el año 1990, no se hubiesen cruzado en mi camino la Medicina Biológica, la Macrobiótica y la Nueva Medicina. Todo esto cambió mi visión de la vida, de la enfermedad y de la alimentación.

Os sugiero que, tras consultar *Medicina biológica*, os adentréis también en la lectura de la segunda parte de *Un cuerpo para toda una vida* y descubráis, como yo en su día, una serie de cosas básicas pero hermosas. Gracias a ellas mi vida dio un giro de 180 grados, por eso os sugiero que leáis lo que os digo y luego reflexionéis, pero no me hagáis caso: sólo pretendo que os pique la curiosidad, que os lleve a investigar, a averiguar por vosotros mismos, para que estéis en posesión del conocimiento, para poder hacer lo que hacíais hasta ahora o tomar la opción que os propongo, porque solamente el conocimiento os hará libres.

Con ellos sabréis, por ejemplo, por qué ciertos alimentos tienen relación con los problemas de nuestro intestino o nuestra dentadura; qué significado tiene el cansancio y cuál es su relación con las toxinas, qué son éstas o cómo eliminarlas para no desarrollar una enfermedad; la importancia del «terreno» (es decir, de tu cuerpo), cómo mantenerlo a punto, como hacemos con nuestro automóvil, para que no dé problemas cuando se enciendan las alarmas; cómo envejecer en buena forma, qué factores internos y sociables aceleran este proceso y cómo, cambiando nuestra alimentación, es posible mantenernos sanos. Y no sólo esto, sino que rejuvenece. En definitiva, que obtengáis una mejor visión de qué es tener salud.

Os dejo, sin más preámbulos, con la lectura de *Medicina biológica*, un libro de consulta obligada para todo aquel que quiera encontrar respuestas a las quejas de nuestro cuerpo.

TXUMARI ALFARO

· MEDICINA BIOLÓGICA ·

Sólo tú mismo puedes ser el protagonista de tu curación, por tanto debes implicarte completamente en la tarea de recuperarte. Esto requiere cambiar algunos hábitos de vida en lo que se refiere a la forma de comer y de manejar tu tiempo de trabajo, ocio, deporte, tabaquismo, alcohol, consumo de dulces, etc. Muchas veces son esos hábitos de vida inadecuados como, por ejemplo, una alimentación incorrecta, consumo de estimulantes, exceso de trabajo, falta de ejercicio, los que sobrecargan nuestro sistema de defensa y nos predisponen a enfermar. La recuperación de la salud y su mantenimiento dependen en gran medida de que seas capaz de adquirir unos hábitos de vida saludables.

Es muy importante que sepas que durante el cambio de hábitos se dan transformaciones importantes en tu organismo. Algunas veces en forma de crisis curativas. La raíz principal de esta reacción homotoxicológica, como vicarización positiva, es debida al paso de sustancias tóxicas que estaban depositadas en los tejidos hacia la sangre con el fin de que puedan ser eliminadas por los riñones, los intestinos, la piel, etcétera.

Precisamente, la finalidad del tratamiento biológico es garantizar la eliminación de estas sustancias que causan malestar gástrico. Por tanto, podrás experimentar algunas molestias como, por ejemplo, que aumente la frecuencia de tus eliminaciones y que tus heces y orina sean más oscuras, con sedimentos y de fuerte olor. También podrás experimentar un aumento de sudoración.

En casos de enfermedades graves, podrán presentarse secreciones más tóxicas como flujo vaginal, aumento de olor en axilas, pies y sudoración profusa o dientes cubiertos de suciedad blanca...

En casos más crónicos o tóxicos podrán presentarse fiebre, erupciones en la piel, supuraciones por orificios naturales, dolores o, incluso, visión borrosa.

Estas reacciones no deben asustarte, al contrario, ya que indican el éxito en el procedimiento terapéutico. Esto sucede porque estamos activando los mecanismos de defensa y de desintoxicación del organismo y le estamos dando la oportunidad de liberarse de toxinas que durante años han estado en tu cuerpo perjudicándolo y produciendo tu enfermedad.

La reaparición de síntomas de enfermedades anteriores nos permitirá eliminar las toxinas que quedaban en tu organismo al haber tratado esas enfermedades de forma supresiva.

> Si tu cuerpo es capaz de llegar a hacer una crisis curativa, es capaz de curarse. Si la crisis se maneja correctamente, te encontrarás mucho mejor. La mejoría llegará más rápidamente y tendremos la seguridad de que se trata de una recuperación real de la salud y no simplemente de una eliminación de los síntomas de la enfermedad con los medicamentos «anti» que normalmente se prescriben (antibióticos, antiinflamatorios, antipiréticos, etc.).

Todos estos cambios deberán tener un seguimiento profesional para conseguir o aliviar naturalmente las fuertes salidas de toxicidad, sobre todo en casos de enfermedades graves.

> No suspendas el tratamiento en caso de que se presente una crisis curativa. En muchos casos ésta ni siquiera llega a presentarse, ni es severa. Todo depende del estado tóxico de tu organismo. Si la crisis se presentara, debes tener confianza en el profesional que te hace el seguimiento y saber que si suspendes el tratamiento durante la crisis o recurres al uso de medicamentos «anti» te expones a no completar la desintoxicación del organismo y, por tanto, a no lograr la curación deseada. Debes tener en mente que después de haber padecido

una enfermedad durante meses e incluso años, ésta no desaparece en una semana.

El organismo está provisto de una serie de medios orientados a mantenerlo sano. Es lo que llamamos **el Sistema de Gran Defensa,** el cual, a través del Sistema Linfático (reticuloendotelial, glóbulos blancos), el hígado, el sistema extracelular, logra deshacerse de todo aquello que sea tóxico o perjudicial para el organismo como, por ejemplo, virus, bacterias y sustancias químicas externas o internas.

Hoy en día surgen la enfermedad, el estrés, la sobreexigencia, el consumo, la codicia, la ambición desmedida, la frustración, la tristeza, la soledad, la incomunicación, señalando causas profundas además de las externas del entorno, contaminación, hábitos dietéticos inadecuados como una sobresaturación de sustancias nocivas en forma de **estimulantes voluntarios** (café, tabaco, refrescos), **hábitos alimentarios inadecuados** y **contaminación ambiental**. En este caso **el Sistema de Gran Defensa** se ve superado en su capacidad de desintoxicación.

Debes comprender que el mantenimiento de tu salud depende, en gran medida, de que seas capaz de eliminar los tóxicos por medio de unos hábitos de vida sanos.

La medicina convencional, de los medicamentos químicos, nos enseña que podemos comer o beber cualquier cosa y después tomar un analgésico o antiácido. Este error de base filosófica explica, en gran medida, el aumento exagerado de las enfermedades crónicas y degenerativas en el mundo actual, ya que utiliza una terapia farmacológica dedicada básicamente a «callar los síntomas» a través de los cuales el organismo intenta decirnos que algo anda mal.

Cada vez que tomamos medicamentos químicos supresores, o cuando vivimos en medios ecológicamente inadecuados o antinaturales, o cuando dejamos que el estrés y la agresividad del mundo moderno nos dominen, estamos perturbando la **capacidad de autosanación natural** hasta llegar a anularla.

Por tanto, a través de los métodos biológicos es posible

tratar, mejorar o incluso curar cualquier enfermedad, aunque debe quedarnos claro que no a todos los pacientes. Una de las premisas básicas de la medicina biológica es que no existen enfermedades sino enfermos y, por eso, la curación dependerá, en última instancia, de la capacidad de reacción y recuperación que aún tenga el paciente.

Igualmente, una vez logrado el equilibrio, no deberíamos volver a los antiguos errores de vida: recuerda que la enfermedad es un desafío que nos ayuda a crecer y evolucionar. En la vida hay que caminar hacia delante. No retrocedamos...

Pérdida del instinto con respecto a la alimentación

Las proteínas son las que forman los tejidos y los músculos. Las proteínas las encontramos en las legumbres, cereales, la soja y sus derivados (tofu, miso, tamari, tempeh, etc.). Éstas son las proteínas que REALMENTE necesita el ser humano para tener una vida sana. El resto, las derivadas de producto animal, a la hora de la digestión, sufren un proceso de putrefacción y se transforman en toxinas que pasan directamente al torrente sanguíneo. El sistema digestivo de los animales carnívoros está diseñado para poder digerir la carne: intestinos muy cortos para poder excretar rápidamente las sustancias tóxicas sin que dé tiempo a su putrefacción. Por el contrario, los animales herbívoros están provistos de intestinos muy largos, para una absorción y asimilación lenta y de bajo nivel en sustancias tóxicas.

Nuestro aparato digestivo es más parecido al de los herbívoros en cuanto a los intestinos se refiere. Hay que recordar que es en el intestino delgado donde, por medio de la flora intestinal, se absorben los alimentos y pasan a la sangre.

Sabido es que si a los animales se les cambia su dieta natural por otra artificial, diferente a la que les corresponde, y se da, por ejemplo, carne a animales herbívoros como la vaca o el conejo, éstos enferman gravemente y desarrollan un estado de envenenamiento que les conduce fatalmente a la muerte. Y los que resisten y sobreviven, acaban desarrollando esclerosis o endurecimiento de las arterias y otras enfermedades graves y dolorosas.

Los animales que viven en la naturaleza casi nunca enferman, gracias a que pueden seguir, por instinto, la alimentación que más les conviene para estar sanos. En cambio, los animales cautivos o enjaulados (gallinas), así como los animales domésticos, padecen con frecuencia enfermedades causadas por la imposibilidad de escoger ellos mismos los alimentos que les convienen. Además, sus vidas también resultan más cortas.

Lo mismo le sucede al hombre. A medida que la civilización progresó, se fue perdiendo el instinto natural, y la manera de alimentarnos retrocedió en calidad y nutrientes naturales. Ahora nos alimentamos por rutina, costumbre o por capricho, no por instinto. LO HEMOS PERDIDO COMPLETAMENTE. Y la consecuencia no ha podido ser peor, puesto que hoy en día el hombre es un ser enfermizo y de vida corta, que en la mayoría de los casos no puede disfrutar plenamente de todas sus facultades, ni de la alegría de vivir.

Puede asegurarse que si el hombre naciera con una constitución perfecta, siguiera del todo una alimentación natural y en condiciones naturales, viviría sano y CON UNA ESPERANZA DE VIDA DE APROXIMADAMENTE 7 VECES EL PERÍODO DE SU CRECIMIENTO HASTA LLEGAR A ADULTO, es decir, 7 veces 20, o sea unos 140 AÑOS.

La experiencia ha demostrado que aquellas personas que enfermaron hacia la mitad de su vida y emprendieron con entusiasmo la reforma de sus hábitos alimenticios, no sólo recobraron la salud, sino que llegaron a vivir más de 100 años en perfectas condiciones físicas, como el caso del famoso CORARO. La alimentación ANTINATURAL es la causante de que las sustancias perjudiciales invadan los órganos, dando lugar a numerosas enfermedades.

Se da la paradoja de que el hombre que se alimenta

como debe, por instinto natural (no carne, no pescado, no productos artificiales, no alcohol, no drogas y medicinas contra el síntoma, que nunca atajan la causa que lo produce), es el más pacífico de todos, ya que su forma de vida parte precisamente, entre otras premisas, del no derramamiento de sangre por ningún concepto. Es más razonable y pacifista porque parte de la superación de la raza humana y la propia naturaleza.

Deberemos aprender a masticar bien. La saliva es alcalina, como la sangre, y le viene muy bien a nuestro cuerpo, ya que le facilita muchísimo las digestiones. Una buena digestión empieza ya en la boca, desmenuzando bien los alimentos y mezclándolos bien con la saliva.

La masticación es muy importante. Hay que masticar bien cada bocado, por lo menos treinta veces, y teniendo en cuenta que los auténticos MACROBIÓTICOS (de *macro*, «grande» y *bios*, «vida»: VIDA LARGA) lo hacen cien veces, no nos debería parecer mucho. Aun así nos obligaremos a aumentar el número ya que en la saliva se encuentran sustancias muy alcalinas que favorecen a la sangre, que también es alcalina. Más de un 40 % de los vegetarianos (crudívoros) tienen un aliento a veces insoportable. Eso es producto de fermentaciones y putrefacciones de alimentos mal aglutinados y de residuos intestinales y bucales provocados no sólo por comer alimentos crudos, sino también por no masticar bien.

Qué es tener salud

Dicen que la salud es la ausencia de dolor. NO ES VERDAD. Hay enfermedades que no duelen mientras se desarrollan.

Tener salud es:
> *En el aspecto físico*
  No estar cansado
  Tener buen apetito para todo

Dormir bien
Tener buena memoria
> *En el aspecto psíquico*
Estar siempre alegres y de buen humor
Tener claridad de ideas y rapidez de acción
Tener sentido de la justicia

Siempre se dice de la persona de mal genio, malhumorada, que tiene un carácter agrio o que está avinagrada. No le falta razón a esta expresión popular. El mal humor produce en nuestro organismo una acidificación a nivel molecular, con la consiguiente desmineralización. Al final, el mal genio tiene el mismo efecto en nuestra sangre que cuando consumimos azúcar o carne, y el organismo, para compensar el exceso de acidez, roba de nuestros huesos los minerales básicos que necesitamos conservar en ellos.

Por naturaleza, tenemos la sangre salada y alcalina. Los alimentos dulces producen acidez. El ácido perturba la sangre desalcalinizándola y provocando la desmineralización del organismo, que tiende siempre a equilibrar lo que no está correctamente compensado.

La vida es un «proceso reductor». En química se llama reducción al proceso por el cual se disminuye el contenido de oxígeno de una sustancia, es el proceso contrario a la oxidación que implica la combinación con el oxígeno. La muerte es un proceso de «oxidación y roña».

Alimentos oxidados y no oxidados

Los alimentos oxidados no aportan más que ENFERMEDAD (MUERTE).

Los alimentos no oxidados nos ayudan en el proceso reductor y, por tanto, nos aportan VIDA, como los cereales, las legumbres y los vegetales frescos.

Los vegetales no frescos, conservados en cámaras frigoríficas, latas y conservas, son alimentos oxidados, que nos aportan envejecimiento celular. Los alimentos en conserva no tienen vida, no alimentan como los frescos y nos acarrean una menor resistencia y contribuyen a la fatiga intelectual y física.

Sin embargo, las verduras no nacen cortadas, como nos las venden en las tiendas, y por tanto no se pueden volver a plantar. No ocurre así con los cereales integrales y las legumbres, alimentos no oxidados, que pueden germinar y dar vida. Por eso son los alimentos más completos, que más vida aportan.

El equilibrio entre el sodio y el potasio en nuestro organismo también es fundamental. La carne supone un exceso de sodio, mientras que los plátanos, los zumos, las ensaladas aportan un exceso de potasio.

Hay que tener esto presente en una dieta terapéutica y, por regla general, en una dieta alimentaria normal, para evitar abusar de ellos.

Los alimentos integrales favorecen el nivel alcalino de la sangre, es decir, equilibran la posible acidez que pueda haber.

Los alimentos biológicos, además, conservan mejor todas sus proteínas, vitaminas, minerales y oligoelementos, contienen menos agua y, por tanto, son ANTIOXIDANTES y además son alimentos terapéuticos por su equilibrio en los elementos sodio y potasio, tan necesarios para el buen funcionamiento de nuestro sistema.

El agua

El exceso de agua diluye, arrastra los minerales que necesitamos en nuestro cuerpo.

Continuamente la publicidad, la televisión, los medios nos insisten en que hay que beber mucha agua, pero esto es falso. No hay que beber por beber.

El agua que nuestro cuerpo necesita se encuentra ya en los alimentos que cocinamos. Por ejemplo, el arroz contiene un 70 % de agua, las sopas son 100 % agua, las lentejas, un 90 %.

Hay que beber cuando se tiene sed, que es la forma que tiene nuestro cuerpo de avisarnos de que necesita agua. No a lo tonto porque, al trabajar en exceso, los riñones se cansan. Además se enfría el organismo haciendo que las grasas se concentren y sea más difícil deshacerse de ellas a la hora de adelgazar, o que cuando tu cuerpo tenga que echar mano de ellas no lo haga óptimamente debido a esa concentración. Es algo parecido a cuando se deja una botella de aceite en un lugar frío, que se hace una especie de puré semisólido. Algo similar le pasa a la grasa de nuestro cuerpo con el exceso de agua, además de la ya citada pérdida de minerales. Si, además, se bebe en las comidas, el agua diluye los jugos gástricos que le son necesarios al cuerpo a la hora de hacer la digestión. El que da estos consejos tan a la ligera ignora la maravillosa máquina que forman nuestro cuerpo y sus necesidades básicas.

Lo peor es que normalmente son personas con un gran poder de persuasión como médicos o dietistas..., los cuales tienen respecto a la nutrición una visión mecanicista-reduccionista que les impide tener una visión de la totalidad, y no hacen más que empeorar las condiciones de vida del paciente. No se les puede culpar, ya que no hacen más que difundir lo que les han enseñado. Ignoran estos asuntos, si no, no recomendarían, por ejemplo, beber tanta agua.

Hábitos alimenticios actuales y repercusiones sobre nuestra salud

Independientemente de los riesgos que conlleva para la salud el consumo de cantidades importantes de carne, **debemos** tener presente el hecho de que para obtener 1 kilo de proteínas animales (carne) hay que producir 16 kilos de proteínas vegetales (granos), que es lo que consumen los animales de engorde. Ante este dato, cualquier persona sensibilizada con los problemas del hambre del mundo debería plantearse que con las proteínas vegetales (combinación de cereales + legumbres) se puede alimentar a más personas, a menor coste y con un efecto infinitamente más **saludable.**

Exceso de conservas y alimentos refinados

La palabra EXCESO es la que mejor define a la alimentación actual, con la existencia de una minoría sobrealimentada que vive a expensas de que la mayoría no cubra sus necesidades básicas vitales.

La mayoría de los alimentos procesados por la industria alimentaria están de una u otra forma **desnaturalizados.** Han perdido gran parte de sus vitaminas, minerales y energía vital, es decir, la capacidad de germinar, como el caso de los granos al molerse y transformarse en harina. Además, contienen aditivos como conservantes, colorantes o potenciadores del sabor cuya inocuidad está aún por demostrarse, con lo que no sabemos los perjuicios que puedan traer al cabo de años de consumo...

Aconsejamos, pues, **reemplazar los alimentos refinados por los alimentos integrales,** que mantienen todas sus propiedades y además son más sabrosos. Ni que decir que deben ser «biológicos», es decir, cultivados sin pesticidas, fungicidas o herbicidas, ya que si no, puesto que estas sustancias se acumulan en la parte externa, nos las comeríamos todas, y esto es también muy peligroso para la salud.

Desaparición de los cereales y las legumbres

Los cereales y las legumbres han constituido la base de la alimentación de la humanidad hasta el comienzo de la era industrial. Aproximadamente, el 80 % de las calorías ingeridas eran aportadas por estos dos grandes grupos de alimentos.

Aunque no nos vamos a extender explicando el excepcional valor nutritivo de los cereales y las legumbres, diremos que contienen prácticamente todos los nutrientes que el cuerpo necesita y son fáciles de producir y conservar. **La sustitución de estos alimentos por comestibles refinados y procesados y por la carne es un grave error** que ha favorecido la aparición de numerosas enfermedades que tienen como denominador común un aporte deficiente de fibra, magnesio, vitamina F y oligoelementos.

Exceso de materias grasas

A principios del siglo XX, las grasas representaban sólo el 20 % de las calorías ingeridas. En la actualidad, aproximadamente el 40 % de las calorías que tomamos provienen de las grasas, y de éstas, un 70 % son de origen animal, es decir, se trata de grasas saturadas, llamadas asimismo «grasas duras», muy perjudiciales para el organismo humano.

Este exceso de grasas tiene consecuencias muy graves: LA OBESIDAD, EL CÁNCER DE MAMA Y DE COLON, LAS ENFERMEDADES CARDIOVASCULARES, LA ALTERACIÓN DE LA PERMEABILIDAD DE LA MUCOSA INTESTINAL, que conduce a la INTOXICACIÓN DE LA SANGRE...

Exceso de azúcar

El 25 % de las calorías ingeridas proviene de los llamados azúcares rápidos, principalmente del azúcar de remolacha (sacarosa). En algunos casos se consume directamente, y en otros de forma encubierta en refrescos, salsas, pan, tabaco, jamón de York, y en otros alimentos y salsas como el ketchup, tomate frito...

Los peligros del azúcar son innumerables. Entre ellos destaca el profundo EFECTO DESMINERALIZADOR, del que la caries no es más que la punta del iceberg. Y para hacerse una idea de la magnitud de dicha desmineralización, basta con recordar que, en la actualidad, y en los países industrializados, el 97 % de los niños menores de 10 años sufren caries.

Este robo de minerales de nuestro organismo tiene un doble frente: por una parte, está el fuerte efecto acidificante de la sangre que posee el azúcar y, por otra, al tratarse de un producto refinado, carece de los minerales, vitaminas y oligoelementos necesarios para su completa metabolización en el cuerpo. Conviene recordar también que el excesivo consumo de azúcares rápidos provoca carencias considerables entre las vitaminas del grupo B, lo cual está directamente relacionado con la aparición de trastornos del sistema nervioso.

Asimismo, favorece la aparición de la diabetes (en las personas predispuestas), del cáncer (a la célula cancerígena le gusta mucho el azúcar) y de las enfermedades cardiovasculares (no olvidemos que nuestro organismo almacena el exceso de azúcar en forma de grasas). Además, el azúcar es el ladrón del calcio de los huesos.

Sin embargo, cuando consumimos carbohidratos complejos, en forma de cereales integrales, nuestro metabolismo los convierte en GLUCOSA sin que se produzca el efecto desmineralizador, ni el déficit de vitaminas que hemos mencionado, porque estos alimentos poseen las sustancias protectoras junto a los carbohidratos: minerales, vitaminas y oligoelementos.

Aconsejamos, pues, reemplazar los alimentos refinados por alimentos integrales, que no sólo resultan más nutritivos, sino más sabrosos.

Exceso de calorías vacías

Uno de los mayores errores de nuestra alimentación es el consumo cada vez mayor de CALORÍAS VACÍAS, es decir, alimentos que aportan calorías, pero que carecen de los elementos nutritivos protectores como son las vitaminas, minerales y oligoelementos.

1. AZÚCAR (calorías vacías).
2. GRASAS (calorías casi vacías) especialmente las de origen animal. En el extremo opuesto se encuentran, sin embargo, las grasas vegetales obtenidas de la presión en frío de semillas, que son ricas en minerales y vitaminas.
3. LOS CEREALES REFINADOS (calorías medio vacías).

Estas tres categorías de alimentos considerados globalmente representan el 80 % de la ingesta total diaria. En otras palabras, nuestra alimentación actual carece de los elementos protectores (vitaminas, minerales, oligoelementos...) a los que continuamente estamos aludiendo.

Exceso de proteínas animales

El 75 % de las proteínas que ingerimos son de origen animal. Hace apenas un siglo este porcentaje no llegaba al 20 %.

Actualmente consumimos proteínas en una proporción de 2 a 3 veces mayor que las necesidades de nuestro organismo, con las GRAVES REPERCUSIONES que este hecho tiene. Las carnes contienen una elevada proporción de purinas que se transforman en ácido úrico, cuyo exceso en la sangre favorece la aparición de cálculos.

Paralelamente, esta acidificación de la sangre ha de ser neutralizada por nuestra reserva alcalina (calcio, magnesio) con la consiguiente desmineralización que esto implica, ya que, para compensar esta acidificación en la sangre, el organismo roba MINERALES BÁSICOS de los huesos, desequilibrándose.

La carne y derivados animales se pudren en nuestro estómago y los resultados de este proceso pasan a nuestro cuerpo en forma de toxinas.

El cuerpo almacena el exceso de toxinas en forma de grasas. Y cuando éstas se adhieren a los órganos vitales, como el corazón, hígado o riñones... ¡¡¡CUIDADO!!!

El exceso de proteínas influye directamente en el planeta. Aumenta el CO_2 y, por tanto, su deterioro.

Según la OMS, un deportista no tiene que aumentar la ingesta en proteínas y sí el consumo de cereal y grasas (siempre no saturadas, claro, esto es, grasas de origen vegetal).

Por tanto, un deportista que aumenta su ingesta de hidratos de carbono complejos y consume más grasa «buena», tendrá más fuerza y más resistencia.

Existen numerosos estudios que demuestran la correlación existente entre el CÁNCER DE COLON y EL CONSUMO DE CARNE. Sin embargo, es difícil establecer en qué medida el exceso de proteínas o el exceso de materia grasa, o ambas cosas a la vez, son responsables de este hecho.

Prácticas culinarias aberrantes

1. Abuso de **temperaturas elevadas** en la cocción. Los aceites proporcionan temperaturas de cocción de más de 200 ºC, lo que conlleva la desaparición de sustancias beneficiosas para nuestro organismo como el ácido oleico, oligoelementos y vitaminas, en cuyo lugar aparecen sustancias tóxicas como la acroleína, así como se provoca la saturación de las grasas insaturadas. De ahí que los fritos sean una forma de cocción poco recomendable ya que, aparte de los inconvenientes que acabamos de señalar, favorecen la absorción de grandes cantidades de grasa a través de los alimentos.

2. Abuso de las **grasas** en la preparación de los alimentos. La práctica totalidad de los platos de la cocina actual utilizan el aceite: ensaladas, verduras, guisos o fritos, estofados, horneados; incluso a veces en otras cocinas, éste es sustituido por la mantequilla o la manteca (aún peor).

3. Las verduras se cuecen demasiado y de forma inadecuada con demasiada agua, durante demasiado tiempo y con presiones elevadas.

4. El abuso del **azúcar** en la repostería es tal, que se llega

a enmascarar el sabor natural del resto de los ingredientes, de manera que al final se obtiene un postre que sólo sabe a azúcar.

5. El **abuso del refrigerador** y del congelador como forma alternativa al consumo de alimentos frescos.
6. **Los hornos microondas** se utilizan cada vez con más frecuencia.

LA SALUD DEPENDE DE UNO MISMO, DE LA CAPACIDAD DE ADQUIRIR UNOS HÁBITOS DE VIDA SANOS PARA PODER ELIMINAR TÓXICOS.

Los ALIMENTOS EN CONSERVA NO TIENEN VIDA, por lo tanto no nutren como los frescos y nos acarrean una menor resistencia, fatiga...

El MICROONDAS provoca ALTERACIONES EN EL ALIMENTO. El impacto de las ondas sobre las moléculas de agua contenidas en el alimento las hace vibrar causando una fricción que genera calor. El horno microondas cocina de forma inversa a la tradicional. Mientras que en la cocina con métodos tradicionales, los alimentos se hacen de fuera a dentro, el horno microondas realiza la misma operación de dentro a fuera, ya que, bajo el impacto de las ondas electromagnéticas, se calienta primero su interior y luego se expande ese calor hacia la superficie.

El ácido fólico, vitamina del grupo B básica para la formación de sangre e importante para el sistema inmunitario y el crecimiento, desaparece 5 veces más rápido en los alimentos tratados con microondas.

También existen pérdidas considerables de las vitaminas B_1, B_6 y C. Vistas al microscopio, las paredes celulares de las verduras cocinadas con microondas aparecen totalmente desgarradas. El doctor Kuhne cree probable que las ondas de los microondas son los verdaderos causantes de los frecuentes mareos, jaquecas, cansancio y debilitamiento del sistema nervioso central de hoy en día. ¿Vale la pena correr riesgos? ¿Por qué no seguir con métodos más naturales y sanos como la cocina a gas?

El ejercicio físico

Cuando hablamos de ejercicio físico no nos referimos a caminatas que abarquen decenas de kilómetros, ni a levantamiento de pesas, ni a carreras, ni saltos, ni fines de semana dedicados al golf o al tenis por completo. Nos referimos sencillamente a pasear por el campo o la ciudad y a tratar de evitar el coche en nuestros desplazamientos. A usar las escaleras en lugar de los ascensores. En definitiva, a movernos físicamente una hora al día, por lo menos, para mantener una buena circulación, buen tono muscular y un sentimiento general de bienestar y alegría.

Hoy se sabe, sin ninguna duda, que la proporción de muertes (no accidentales) es mucho mayor entre las personas que no hacen ningún tipo de ejercicio que entre aquellas que se mueven. Es decir, el índice de mortalidad tiende a decrecer a medida que la práctica de ejercicio aumenta. Por esto debería desaparecer esa creencia popular que dice: «¿Para qué estar de pie, pudiendo estar sentado?, ¿para qué estar sentado pudiendo estar tumbado?»

Un adulto que desea gozar de buena salud es mejor que vaya andando al taller, la oficina o el trabajo.

La vida misma es movimiento. La necesidad de hacer ejercicio está impresa en nosotros desde que nacemos. Muestra de ello es que a los niños no hay que decirles que salten, corran o brinquen. Sin embargo, las limitaciones que nos impone el estilo de vida moderno, junto con la aparición del automóvil y otras formas de transporte, hace que el hombre de edad madura, e incluso también el joven, elijan el camino más fácil y cómodo.

Resulta particularmente desolador que las personas más cultivadas entre nosotros sean, a menudo, las más pasivas físicamente. ¿Por qué gente que acepta la necesidad de una dieta adecuada, del sueño, del descanso, de la relajación... se niega sin embargo, a reconocer la importancia del ejercicio físico? Hay que recordar que el organismo tiene que mantenerse equilibrado; que necesita comida y líquido para vivir, que precisa dormir, descansar, relajarse, pero también necesita una cierta cantidad de EJERCICIO REGULAR diario.

Una hora de ejercicio al día es vital para la salud y puede ser una gran ayuda para prevenir ataques cardíacos.

Incluso los astronautas, que deben efectuar su trabajo tendidos completamente, han de ejercitar a diario sus músculos para mantener en forma su organismo en el aspecto físico.

Paseo diario

Todo el mundo necesita hacer ejercicio, pero desgraciadamente son millones las personas que, por costumbre, hacen más o menos lo siguiente: todas las mañanas salen de su casa y se meten en un vehículo (su coche, autobús o el metro), que les lleva hasta la puerta de su oficina, tienda, taller o fábrica. Incluso hoy día, ni siquiera en el campo, los campesinos caminan tanto como antaño.

Lo peor es que a lo largo del día todas estas personas se hallan sujetas a numerosas tensiones emocionales propias de la vida moderna, pero la mayoría no hace nada para superarlas. Su tensión nerviosa, además, aumenta por la noche al volver a casa y tener que afrontar los problemas familiares, contemplar escenas violentas en la televisión, o al leer artículos en la prensa sobre calamidades que azotan a la humanidad (guerra, crímenes, suicidios, injusticias, etc.). Durante los fines de semana, «algunos» hacen largas caminatas, juegan al tenis o al golf, pero los lunes por la mañana vuelven al trabajo con los músculos doloridos, con agujetas, y cansados.

Éstos son los mismos tipos que, cuando la necesidad les obliga, se someten a un sobreesfuerzo y acaban por sufrir un ataque cardíaco, de manera que refuerzan la idea de que esforzarse provoca ataques al corazón, lo que, naturalmente, no es cierto. Sin embargo, lo que sí puede considerarse nocivo es exigir a tu corazón de edad madura, acostumbrado a la indolencia física, un esfuerzo exagerado llevado a término de manera repentina.

Desarrollo de enfermedades

1. FATIGA: la salud hay que introducirla en nuestro cuerpo a través de los alimentos, y el entorno natural. Introducimos oxígeno, naturalmente, y expulsamos dióxido de carbono.

   Con respecto a la comida, **una comida apropiada** para el ser humano ayuda a obtener un buen rendimiento: ayuda a cantar, reír, amar, nos proporciona una excelente forma espiritual que nos impulsa en la vida, además de ayudarnos a tener un buen rendimiento fisiológico, un buen resultado en las heces y en la orina.

   Con la comida inapropiada para el ser humano se obtiene un mal rendimiento: cansancio mental, falta de vitalidad, tristeza, agresividad, cambios de humor, depresiones, mala calidad emocional, además de provocar un bajo rendimiento fisiológico. Con un exceso de azúcar, sal, productos animales o derivados animales (carnes, embutidos, lácteos, leche, yogures, quesos, mantequillas) se consigue un exceso de acidez en la sangre, con la consiguiente desmineralización en el organismo. Nuestro cuerpo, para compensar la acidez, echa mano de los huesos, donde se encuentran esos minerales básicos; la orina y las heces cumplen peor su función de eliminar lo sobrante, hay descomposición o mal olor, comida a medio digerir, tos, mucosidades... en definitiva, un bajo rendimiento físico, un resultado de mala calidad.

   Nos alimentamos del exterior (radiación, energía). Lo que comes te lo da la tierra, que a su vez es alimentada por el cielo (sol, lluvia, aire).

   La energía solar (vibración), el aire, la tierra, el agua, alimentan a las plantas que luego comemos. Somos transformación del entorno natural y el entorno, a su vez, nos transforma a nosotros y, de esta manera, nos expresamos (forma de pensar, carácter, emociones más o menos armoniosas, más o menos flexibles...). Somos un resultado de la comida que elegimos, de la TRANSFORMACIÓN DEL ENTORNO EN NOSOTROS.

2. CANSANCIO MÁS PROFUNDO: se revela en dolor de cabeza, dolor muscular, dolor de huesos, menstruación irregular... La acidez se acumula en nuestra sangre y nuestro cuerpo, por falta o bloqueo de oxígeno. La falta de una digestión adecuada tiene su origen en una ALIMENTACIÓN INCORRECTA.

Se produce también un cansancio mental: «no tengo ganas», falta de vitalidad. Un niño siempre tiene ganas —siempre que esté con buena salud, por supuesto—, siempre está lleno de energía. No lo estropeemos. Su naturaleza es pura y hay que conservarla así por medio de la alimentación.

El problema es la constipación mental. No hay que hundirse, hay que tratar de solucionarlo, de hacer frente al desafío. Si tú mismo has provocado el problema, lo puedes deshacer o hacer desaparecer con una alimentación adecuada.

3. SANGRE: se revela en un exceso de acidez, de dióxido de carbono, de azufre, de nitrógeno, enfermedades de piel, alergias...

Si un niño pequeño está mal, la causa hay que buscarla en la madre, pero no sirve de nada sentirse culpable. Una buena salud y alimentación no entiende de culpas. Busquemos la causa del efecto indeseado. La salida es reaccionar ante lo no deseado: la dieta macrobiótica.

Un cerebro destruido por las drogas pierde la curiosidad por la vida. Después de un subidón viene un bajón. Provoca inestabilidad emocional, tan pronto se encuentra en un estado de euforia como en otro de depresión.

4. EMOCIONAL: con la depresión, angustia, miedo, agresividad, celos, histeria, desconfianza, frustración, viene la FATIGA.

Las toxinas: cómo eliminarlas del organismo

La presencia de toxinas en el organismo es un hecho normal, siempre que se encuentren en pequeñas cantidades, ya que los riñones, el hígado, los pulmones y la piel se encargan de su eliminación. Algunos alimentos, de los que además se consume en exceso, son una fuente principal de toxinas y resultan más difíciles de digerir y eliminar. De esta manera, permitimos que las toxinas se acumulen en los tejidos y faciliten la gestación de enfermedades.

Hasta el comienzo de la era industrial, el hombre sólo debía enfrentarse a las agresiones naturales del medio exterior: frutos tóxicos y setas venenosas, plantas alérgenas, animales venenosos y diversos microbios constituían entonces sus enemigos más terribles.

Ahora, sin embargo, como consecuencia del «progreso» podemos distinguir dos tipos de agresiones:

1. La autoagresión, por medio de la intoxicación por una conducta alimentaria errónea: abonos químicos, restos de nitratos, insecticidas o herbicidas en los alimentos, desequilibrios de hormonas en la carne, alimentación demasiado rica en grasas saturadas, en proteínas animales, en productos refinados y en azúcar. Además, el hombre se intoxica a través de las diversas drogas que de forma paulatina se han vuelto indispensables para compensar su creciente malestar: alcohol, tabaco, sedantes, somníferos y demás drogas. Y, por último también se intoxica —podríamos decir que, en realidad, se autointoxica—, gracias al sedentarismo y la falta de oxidación de los residuos del metabolismo celular, al impedir una eliminación conveniente de los residuos tóxicos de origen interno.

2. La agresión a través del medio ambiente. Resulta evidente que el ciudadano que vive en un medio urbano está expuesto más insidiosamente a un medio ambiente

hostil: contaminación del agua y de las fuentes subterráneas, emisiones de humo, de los gases de los vehículos, de polvo y de ruido, hasta llegar al peligro de la contaminación radiactiva. La calma, el silencio y la lozanía están cada vez más ausentes en las ciudades.

El ser humano se encuentra así, cada día, más perturbado en su equilibrio biológico por costumbres de vida erróneas y por la invasión química del medio que lo rodea y que no cesa de crecer.

Lo ideal sería empezar por abandonar esos malos hábitos voluntarios, tóxicos sin duda, como el tabaco, el alcohol, el café, las medicinas del «bienestar». Seguir por evitar el sedentarismo y ayudar al cuerpo a oxigenarse de forma regular mediante una mínima práctica de ejercicio físico, de manera que el organismo pueda compensar la agresión tóxica. Luego vendría el refuerzo de la función de los órganos limpiadores de toxinas, como los riñones, el hígado, intestinos, pulmones, piel, mediante elementos que los estimularan naturalmente de manera específica, seguido de técnicas de limpieza profundas, dirigidas a eliminar los desechos que se hayan acumulado e incrustado en los tejidos del organismo y que contribuyen a perturbar su funcionamiento normal y armonioso.

Resulta paradójico, pero real, cómo el ser humano aparece en sus actos como el causante de la contaminación en el medio ambiente, a través del uso de los abonos químicos, pesticidas, herbicidas tóxicos, colorantes, conservantes, aditivos diversos... y al mismo tiempo, como su primera víctima expiatoria.

La «toxilinfemia» es la base fundamental de nuestras enfermedades. Es la acumulación progresiva de los tóxicos exógenos, de toxinas, catabolitos, metabolitos intermediarios tóxicos, residuos celulares en la sangre, la linfa y los líquidos extra e intracelulares.

Algunas enfermedades son protectoras de la vida y deben curarse mediante la supresión de sus causas y no de sus síntomas. El público y el médico deben comprender que

«SANAR» una «ENFERMEDAD VÁLVULA» es lo que Jean Rostand llamaba llevar una mala vida. Hay que ser prudente frente a ciertas «CURACIONES», como esos eccemas o psoriasis muy mejorados pero no «curados» por pomadas generadoras de ceguera, epilepsia, cardiopatía, asma, tumores, etc., consecuencia de un tratamiento local muy eficaz... O una hemorragia nasal perfectamente cauterizada, seguida muy rápidamente por una enfermedad de Parkinson... Hemorroides poco sangrantes rápidamente «secadas», seguidas de un ataque cerebral fulminante, etcétera, etcétera.

Es por esto que hay que dejar de actuar sobre el síntoma (mocos, granos, fiebres, dolores de cabeza) y preocuparnos más bien por la causa, ya que los síntomas son mecanismos de «Gran defensa» que el cuerpo utiliza para deshacerse de las toxinas que le sobran. Si esas salidas, que nuestro cuerpo utiliza para autolimpiarse, se tapan con cremas o pastillas, nuestro organismo no podrá eliminarlas y se quedarán dentro agravando el problema, o intentarán salir por otro lado, que seguramente el paciente se encargará de volver a reprimir, de manera que con esto ayuda más bien a que sea peor el remedio que la enfermedad.

Si caemos enfermos es porque hemos permitido que nuestro organismo fuese invadido por toxinas. La enfermedad no es nada más que los esfuerzos de la naturaleza para expulsar la materia mórbida a fin de restablecer nuestra salud.

Es evidente que nuestro organismo no puede funcionar correctamente si hay desechos que envenenan la sangre y entorpecen los órganos. Nuestros órganos intentan una y otra vez desembarazarse de esos desechos, pero debido a nuestro modo de vida actual (sobrealimentación, sedentarismo, tensiones emocionales) nuestro organismo nunca lo logra por completo. Y así las toxinas se acumulan en nuestro interior, con la consecuencia lógica de que caemos enfermos.

Felizmente, tenemos la posibilidad de estimular los órganos encargados del trabajo de limpieza.

En efecto, existen muchos métodos para drenar el hígado, los intestinos, los riñones, la piel..., pero hoy en día no suelen utilizarse a menudo. Y, sin embargo, son muchas las personas que han visto cómo desaparecían sus males o problemas gracias a una dieta de depuración y desintoxicación, juiciosamente aplicada, de forma que han recuperado la alegría de vivir.

Las personas que sufren enfermedades respiratorias se suenan, tosen o expectoran para librarse de productos que llenan sus alvéolos (asma), sus bronquios (bronquitis), su garganta (tos), sus senos (sinusitis) o su nariz (romadizo).

Las articulaciones de los reumáticos se encuentran inflamadas, bloqueadas y deformadas por la presencia de «cristales». Todos los problemas de piel se deben al rechazo, sea de sustancias ácidas por parte de las glándulas sudoríparas (eccema seco, grietas en la piel), sea de desechos coloidales por parte de las glándulas sebáceas (acné, forúnculos, piel grasa, eccema pustuloso).

La presencia de un exceso de sustancias alimenticias en el estómago y los intestinos provoca regurgitaciones, indigestiones, náuseas, vómitos o diarreas; o bien, cuando esas sustancias son irritantes o fermentan, inflamación de mucosas digestivas (gastritis, enteritis, colitis) y producción de gases (aerofagia, hinchazón del vientre).

Todo el abanico de las enfermedades cardiovasculares —causantes hoy en día de la muerte de tres de cada cinco personas— se debe a la presencia excesiva de sustancias (colesterol, ácidos grasos) que recargan la sangre, se depositan en las arterias (arteriosclerosis), inflaman las paredes (flebitis, artritis), las deforman (varices) y las taponan (infarto, ataque cerebral, embolia).

En las enfermedades renales, las sustancias incriminadas son los desechos proteínicos; en la obesidad, las grasas; en la diabetes, el azúcar; en el cáncer, las sustancias cancerígenas; en las alergias, los alérgenos; en las úlceras estomacales, los ácidos; en la gota, el ácido úrico, etc. La acción nociva sobre nuestro cuerpo de todas esas sustancias debe llevarnos a que nos preocupemos del origen de ese malestar, no del síntoma en sí, sino de la causa que lo provoca, para así actuar ayudando a ese órgano a liberarse de las toxinas que le impiden su labor y así sanarlo.

Parte de las toxinas presentes en el cuerpo provienen del desgaste de los propios tejidos. Cada día, el cuerpo debe eliminar los restos de las células desgastadas, los glóbulos rojos muertos, minerales muertos, minerales utilizados, etc. Estos residuos provenientes del metabolismo son perfectamente normales. Sin embargo, la mayor parte de las toxinas provienen de la degradación de las sustancias alimenticias.

Las proteínas, por ejemplo, una vez degradadas se transforman en urea y ácido úrico; la combustión de la glucosa produce ácido láctico y gas carbónico; las grasas mal transformadas, ácidos cetónicos. Todas estas toxinas son perfectamente aceptadas por el organismo mientras no sobrepasen un determinado umbral. Sobrepasado este límite, estas sustancias representan un verdadero peligro para el cuerpo. Actúan como un veneno sobre los tejidos y los órganos y, cuando su presencia es excesiva, entorpecen el funcionamiento normal del cuerpo: «agarrotan» o atascan los engranajes del «motor orgánico».

Puesto que los alimentos son la principal fuente de toxinas, queda clara la enorme importancia que tiene adaptar nuestro consumo a nuestras necesidades orgánicas. Mientras nuestros alimentos estén adaptados a nuestra capacidad digestiva, combustiva y eliminatoria —que son los tres factores que hay que tener en cuenta— no habrá acumulación indeseable de toxinas, es decir, acumulación generadora de enfermedades.

Se pueden acumular toxinas sin que haya un aumento de peso notable. La intoxicación es, con mucho, más peligrosa que la obesidad. En ésta, las sustancias en exceso se almacenan en forma de grasas; en la intoxicación lo hacen en forma de toxinas, que como indica su nombre, tienen efectos tóxicos en el cuerpo.

En la actualidad es muy fácil alcanzar el estado de intoxicación porque comemos demasiado. En Suiza, por ejemplo, cada habitante consume 3.400 calorías/día, cuando sería suficiente con 2.400. Les sobra una tercera parte. En 1982 cada suizo consumió una media de 88,6 kilos de carne, lo que representa 243 gramos de carne al día. De esta forma las necesidades proteicas quedan cubiertas en dos tercios por la carne. Cuando se piensa en todas las demás proteínas que consumirán durante la jornada en forma de huevos, productos lácteos,... no hay que extrañarse de que esté tan extendida la intoxicación por desechos proteicos.

Lo mismo sucede con el consumo excesivo de glúcidos y grasas. Estos alimentos mal transformados tienden a fermentar o a pudrirse.

Las sustancias que nacen de estas putrefacciones y fermentaciones, como el ácido pivúrico, el escatol, el indol, el fenol, las tomaínas... son poderosos venenos.

Cuando la producción de desechos excede a las posibilidades de eliminación del cuerpo, las toxinas se acumulan en los tejidos y preparan el lecho a enfermedades futuras.

El hecho de que hoy se consuman cantidades excesivas de alimentos, se explica, entre otras cosas, porque éstos han sido despojados de sus elementos vitales tras los múltiples procedimientos de refinación que experimentan. Es decir: hay que consumir más alimentos que en el pasado para cubrir las necesidades diarias de vitaminas, minerales y oligoelementos. Sin embargo, con los «cereales completos biológicos» se cubren esas necesidades diarias y el cuerpo no te pedirá más, con lo que no cargarás al cuerpo con desechos.

Al consumir alimentos refinados en exceso introducimos en nuestra dieta toda clase de «falsos alimentos», producidos por la industria alimentaria, pero que en realidad no figuran entre los alimentos que la naturaleza ha previsto para el cuerpo humano. Por tanto serán metabolizados de forma imperfecta, lo que resultará en una producción mayor de desechos. Es el caso por ejemplo de todas las bebidas industriales o gaseosas y de todos los productos azucarados presentados bajo múltiples formas.

También el estrés, al perturbar todas las funciones orgánicas, contribuye en gran medida a crear un estado de intoxicación. El hiperfuncionamiento de las facultades motrices, nerviosas y cerebrales consume, en general por una agitación estéril, una parte de energía necesaria para los órganos digestivos y eliminadores. De este modo aumenta rápidamente el nivel de toxinas porque además una persona estresada, por lo general, no hace el esfuerzo de comer correctamente, sino que, al contrario, utiliza para estimularse numerosos productos intoxicantes (fármacos, café, tabaco, carne, té, golosinas, etc.).

La intoxicación

En la intoxicación sucede que las sustancias que han penetrado en el cuerpo no deberían hallarse allí DE NINGUNA MANERA. Son sustancias totalmente extrañas al funcionamiento normal del cuerpo, que le son nocivas y que, por este motivo, se pueden calificar de «tóxicas» o «venenosas». Una intoxicación debería ser un hecho accidental y raro. Por desgracia, hoy nos intoxicamos a diario con sustancias tóxicas con las que contaminamos nuestro entorno y nuestros alimentos.

El envenenamiento que sufren los cultivos agrícolas y la cría de animales por contaminación del aire, del agua y de los suelos, hace que los alimentos pierdan toda la pureza natural.

Estos componentes nocivos penetran en nosotros, cuando los consumimos, y contribuyen así a aumentar el nivel de desechos en nuestros tejidos y a que contraigamos enfermedades. Todo esto sumado, por supuesto, al hecho de que estas sustancias, por su propia composición son TÓXICAS: herbicidas, insecticidas, fungicidas, drogas...

En la ganadería sucede algo similar. A menudo los animales reciben un exceso de medicamentos —por ejemplo antibióticos— para que puedan sobrevivir en las condiciones antinaturales de cría en que se encuentran. A menudo también se les administran hormonas para acelerar su aumento de peso.

Todos estos medicamentos y sustancias se encuentran, por cierto, en la carne que consumimos e incluso parcialmente en los huevos, leche, quesos y demás subproductos animales. Es fácil entender, con esto, que los niños sean tan grandes, hoy en día, y tan débiles, debido a estas hormonas (en carne, quesos, leches...) y antibióticos.

Además, absorbemos regularmente colorantes, emulsionantes, potenciadores del sabor, estabilizantes, antioxidantes, agentes conservadores (E-330...), toda una lista de aditivos que agregamos a los alimentos, no para mejorar su valor nutritivo, sino para que mejoren su apariencia y se conserven más tiempo. Aunque presentes en muy pequeñas cantidades, se ha calculado que el consumo promedio de estas sustancias equivale a 2 o 3 kilos al año.

Sin embargo, estos aditivos, algunos muy tóxicos, son tolerados, no por nuestro organismo, sino por los reglamentos oficiales. En su descargo, las autoridades argumentan que las dosis utilizadas son mínimas, muy inferiores a las dosis que podrían provocar envenenamientos y que cada sustancia ha sido comprobada. Lo que, no obstante, se ignora es el efecto final en el cuerpo de la interacción de todas esas sustancias «poco» nocivas en pequeñas dosis.

En la actualidad se está adquiriendo una mayor conciencia de los peligros que entrañan esos cócteles. Se ha descubierto que la combinación de diferentes aditivos considerados como inofensivos podría tener un efecto cancerígeno seguro.

Numerosas sustancias tóxicas penetran también en nuestro interior por las vías respiratorias. Al humo del tabaco se suman los venenos de los humos que expelen las fábricas o calderas de calefacción, tubos de escape de los coches... No hemos hecho esta lista para asustar, sino para que se tome conciencia de las múltiples fuentes tóxicas que vienen a provocar en nuestro organismo un cúmulo de desechos. ¡Nuestro organismo no es un cubo de basura donde se puede arrojar cualquier cosa!

¿Cómo producen la enfermedad los desechos?

Para comprender esto hay que recordar que el organismo es un conjunto de células y que funciona porque todas esas células están activas. Las células, agrupándose, forman nuestros órganos, que en sí mismos carecen de órganos que les permitan respirar, producir energía, eliminar desechos, reproducirse y enviar o recibir mensajes.

Las células son las «unidades de vida» más pequeñas que poseemos, pero a pesar de eso, son completamente dependientes del medio en que se encuentran. Al no poder desplazarse, el oxígeno y las sustancias nutritivas que necesitan deben serles suministrados, y los desechos que producen, retirados. LOS LÍQUIDOS ORGÁNICOS, como la sangre, la linfa y los sueros celulares, son los encargados del transporte. Antiguamente, se llamaba «humores» a estos «líquidos orgánicos» y se hablaba del «estado de los humores» o del «estado humoral». Hoy han cambiado las palabras y se habla de TERRENO.

Un 70 % de nuestro cuerpo está compuesto de líquido. Nuestras células están literalmente sumergidas en un océano interior, constituido por sueros celulares en los que circulan corrientes nutricias y depuradoras: las corrientes sanguínea y linfática. La composición de estos líquidos, por tanto, es primordial para las células, porque representan su medio vital. Como todos los seres vivos, las células pueden sobrevivir en un medio que no les sea favorable.

Si se extendiesen los tejidos celulares, cubrirían una superficie de 200 hectáreas. Cien mil kilómetros de capilares sanguíneos sirven de canalización para irrigar esta enorme superficie. Sin embargo, nuestro cuerpo sólo dispone de algunos litros de sangre. Entonces, ¿cómo pueden sobrevivir las células con un líquido nutricio tan restringido? Dos factores compensan esta falta de líquido.

Por una parte, los capilares no están todos llenos al mismo tiempo, sólo las partes más activas en ese momento disponen de una irrigación abundante. Por ejemplo: los órganos digestivos cuando comemos, el cerebro cuando pensamos, los músculos cuando realizamos un trabajo de fuerza... Por otra parte, la velocidad de circulación compensa la falta de líquido, ya que al circular a alta velocidad en un sistema cerrado como el sistema circulatorio, la sangre vuelve a menudo y rápidamente a los mismos sitios.

La sangre tarda tan sólo un minuto, aproximadamente, en dar una vuelta completa al cuerpo. Por tanto, la irrigación diferenciada por zonas según la necesidad y la velocidad de circulación permiten servir correctamente a todas las células.

Sin embargo, existe un tercer factor fundamental que se suma a los otros dos: las células pueden funcionar de manera normal porque los líquidos orgánicos están limpios.

En efecto, si cantidades tan pequeñas de líquidos pueden utilizarse para asegurar la nutrición y depuración de una cantidad tan grande de células, es porque esos líquidos conservan constantemente su composición ideal, es decir, no están sobrecargados de desechos.

Uno de los trabajos principales del cuerpo es, por tanto, mantener la pureza de los líquidos orgánicos. Sin embargo, los 50.000 millones de células que componen el cuerpo humano excretan sus desechos en el medio humoral (terreno) como si fuese una cloaca, y de cinco a siete mil millones de células muertas son arrojadas cada día a la sangre y a la linfa.

Además, como hemos visto, múltiples venenos penetran en nuestro cuerpo por las vías respiratorias, digestivas y cutáneas. Para mantener la pureza de su medio interior, el cuerpo dispone de varios emuntorios. Cada uno a su manera, el hígado, los intestinos, los riñones, las glándulas sudoríparas y sebáceas, así como las vías respiratorias, filtran los desechos y los eliminan hacia el exterior. Cuando todos estos órganos trabajan de forma normal y la producción de desechos no es excesivamente elevada, el medio sigue limpio y las células pueden funcionar correctamente.

Por el contrario, cuando los desechos son abundantes y los emuntorios son perezosos o deficientes, el TERRENO acumula «basura» progresivamente y la situación orgánica se degrada. La sangre se espesa, se hace más densa y pesada, y ya no circula tan fácilmente por los vasos sanguíneos. Los desechos transportados por la sangre invaden la linfa y los sueros celulares. Cuanto más se acumulan los desechos, más se contaminan esos líquidos y, con el tiempo, las células pueden estar sumergidas en una verdadera ciénaga, cuya masa inerte paraliza cualquier intercambio. Los aportes de oxígeno y de sustancias nutritivas no logran llegar a las células y determinan graves carencias. Y al no ser transportados, los nuevos desechos, después de ser rechazados por las células, van a aumentar todavía más el grado de contaminación circundante. En estas condiciones, las células ya no pueden realizar su trabajo, ni tampoco los órganos compuestos por ellas. Su actividad disminuye y poco a poco se interrumpe en mayor o menor grado.

Al depositar los desechos en las paredes de los vasos sanguíneos, se reduce el diámetro de éstos, lo que retarda aún más la velocidad de circulación, la irrigación de los tejidos y los intercambios. Al acumularse, los desechos ensucian y taponan los filtros de los emuntorios, congestionan los órganos y bloquean las articulaciones.

Al quedar irritados los tejidos, se inflaman y se esclerosan. De aquí provendrá un sinfín de enfermedades diferentes, según qué órganos hayan sido afectados y en qué grado.

Cuando los desechos no son tóxicos en sí mismos, los males que causan se deben, ante todo, a la molestia que producen por su simple presencia. El lugar que ocupan y el volumen de su presencia es lo que tiene un efecto negativo. Sin embargo, cuando son tóxicos, al problema de su presencia se le añade su carácter nocivo y venenoso.

Las células y, por extensión, todo el cuerpo, sufren la agresión de estos venenos. Según el tipo de veneno, el trabajo orgánico se verá contrariado, frenado, desviado o paralizado. Y lo que es más grave aún, las células pueden experimentar incluso la muerte. La presencia de sustancias indeseables en nuestro cuerpo tiene, pues, un efecto negativo en el estado de nuestra salud, tanto en su aspecto cuantitativo como cualitativo.

La enfermedad se debe a una alteración del terreno

Los desechos que penetran en el cuerpo no se depositan sólo en una región del organismo. Debido a una continua circulación de los líquidos, los desechos se reparten por todo el conjunto del cuerpo. De este modo, es el organismo entero el que sufre la invasión de la sobrecarga. LA CAUSA PROFUNDA DE TODAS LAS ENFERMEDADES ES LA CONTAMINACIÓN DEL TERRENO PRODUCIDA POR LOS DESECHOS.

A partir de esta causa única, pueden aparecer múltiples síntomas y malestares locales. Todas estas manifestaciones son superficiales y deben su diversidad sólo a la gran variedad de las partes del cuerpo donde puede fijarse el mal. En efecto, cada organismo tiene su punto débil, que es el primero en sucumbir bajo el peso de una sobrecarga. Las manifestaciones locales, visibles, dolorosas de la sobrecarga humoral son, por cierto, las que alarman y atraen la atención del enfermo y del médico.

Por desgracia, a menudo se olvida que los responsables de la aparición de estos malestares de superficie ESTÁN EN LAS PROFUNDIDADES DE LOS HUMORES, sobrecargados de desechos. Este grave olvido tendrá como consecuencia desorientar y llevar la terapia por el camino de los efectos secundarios (síntomas), en vez de hacerlo por el de las causas primeras que los originan. Las enfermedades catalogadas y etiquetadas no son, en realidad, sino nombres que se le ha dado a la punta del iceberg. La parte oculta es el TERRENO SOBRECARGADO.

Es fácil observar cómo las molestias locales dependen del ESTADO DEL TERRENO (HUMORES). En efecto, cualquier alteración localizada, como una bronquitis, una fístula, una hemorroide, etc., puede considerarse como un «barómetro» del estado del terreno: ¿se aparta el enfermo de una dieta adecuada?, ¿se ve perturbado su metabolismo por una falta de sueño?... El nivel de sobrecarga aumenta en los humores y la bronquitis se agrava, las fístulas supuran más, las hemorroides sangran con mayor abundancia... Las perturbaciones locales son así como una especie de barómetro del estado general del terreno.

Cuanto más se degrada éste, más perturbaciones locales aparecen, empeoran y se multiplican. Por el contrario, cuanto más mejora el estado del terreno, más raros se vuelven los malestares. Disminuyen y acaban por desaparecer. Como es evidente, ¡LA ACCIÓN TERAPÉUTICA PARA OBRAR DE FORMA LÓGICA DEBERÁ SER DIRIGIDA ANTE TODO HACIA EL TERRENO Y NO HACIA EL BARÓMETRO!

Si el terreno sobrecargado no constituyese la naturaleza profunda de las enfermedades, ¿cómo se explicaría entonces el hecho de que en un mismo enfermo el único tratamiento consistente en el drenaje general de las toxinas pueda provocar la desaparición de todos sus males por diferentes que hayan sido?

Para la mayoría, somos víctimas de los microbios y caemos enfermos a causa de ellos. Esto es una observación superficial. Sin negar la nocividad de éstos, hay que subrayar, con todo, que numerosas enfermedades no son de ningún modo de origen microbiano, como las enfermedades cardiovasculares, el asma, los tumores, las neuritis, las neuralgias, la anemia, la depresión nerviosa, casi todas las enfermedades de la piel y del tubo digestivo, las cataratas, el glaucoma, el mal de Ménière y el mal de Basedow, las menorragias, etcétera.

También se ha podido comprobar desde hace mucho tiempo que la nocividad de la acción microbiana varía enormemente de un enfermo a otro. Puede ser reducida o muy grande, incluso mortal, pero también puede ser nula, según el ORGANISMO QUE ACOGE AL MICROBIO. Éstos no son más que huéspedes de un TERRENO SOBRECARGADO. Sólo sobreviven, proliferan y ocasionan daños cuando el terreno lo permite, o sea, cuando está débil debido a un sobreexceso de suciedad. Viven porque tienen trabajo, vivienda y comida. El propio Louis Pasteur parece que habría reconocido esto en su lecho de muerte, cuando confió a los que le rodeaban: «El microbio no es nada, el terreno lo es todo.»

La causa primera de las enfermedades no es, pues, el microbio, sino el terreno SOBRECARGADO DE DESECHOS que permite que se instalen los microbios. Hemos llegado así al terreno, a la necesidad de que éste no contenga una cantidad excesiva de desechos. Es tal la importancia del estado del terreno para un funcionamiento sano de nuestro cuerpo, que éste trabaja constantemente para mantenerlo en un estado de limpieza lo más perfecto posible.

Nuestro organismo trabaja en su propia salud purificándose

Cuando el organismo está sano, la voluntad de proteger su integridad y de preservar la pureza de su terreno se manifiesta mediante una oposición permanente a la penetración de cualquier cuerpo extraño o perjudicial y mediante la expulsión de aquellos que, a pesar de todo, hubiesen logrado penetrar en los tejidos. Esta lucha comienza ya con los procesos digestivos. La digestión es un verdadero combate entre nuestro organismo y los alimentos, para neutralizar, seleccionar y hacer utilizables las energías exteriores. Por ejemplo, las proteínas contenidas en los alimentos resultan energías demasiado poderosas para nuestro organismo. Por este motivo, a lo largo de la digestión, las proteínas se transforman en aminoácidos antes de ser absorbidas.

Cuando los alimentos o gases nocivos entran accidentalmente en nuestro organismo, éste los expulsa mediante vómitos, estornudos o accesos de tos.

En el estado de enfermedad, o en el de pre-enfermedad —cuando el terreno se sobrecarga de forma peligrosa—, el cuerpo no permanece inactivo, como si fuera una víctima indefensa. Reacciona intentando neutralizar y eliminar fuera de él las sobrecargas tóxicas. La purificación interior se realiza mediante los emuntorios ya mencionados: hipersecreción biliar y salivar, vómitos y diarreas para las vías digestivas; orinas espesas, ácidas, ardientes, cargadas, para las vías renales; sudores profusos, supuraciones, aparición de granos o eccemas en el caso de la vía cutánea; expulsión de desechos coloidales por los bronquios, senos y nariz para las vías respiratorias.

Otras vías secundarias pueden también utilizarse para expulsar desechos: glándulas salivares, útero, amígdalas, glándulas lacrimales.

Cuando la situación es desesperada, el cuerpo crea a veces emuntorios «artificiales» para enfrentarse a la marea de desechos: hemorroides, fístulas, úlceras, etc. Estos esfuerzos de purificación, estas crisis de limpieza mediante las cuales el cuerpo se libera de las toxinas que saturan su medio interior, no son otra cosa que lo que acostumbramos a llamar «enfermedades».

Dicho en otras palabras: las enfermedades son el resultado de las tentativas de limpieza realizadas por el cuerpo (Sistema de Gran Defensa).

Cuando se realizan con los bronquios, las llamamos bronquitis; si se trata de piel: eccemas, etc. Es decir, son la expresión de un esfuerzo de purificación y de prevención, y no de un trabajo de destrucción. El médico te dará una pastilla para cortar esa limpieza que tu cuerpo está haciendo —ejerciendo la medicina sintomática— y así lo que hace es quedarte por fuera sin molestias o sin granos, pero lo que no sacas por medio del Sistema de Gran Defensa, se te atasca dentro y, en este caso, ya empieza a ser peor el remedio que la enfermedad, porque, en el fondo, es pan para hoy y hambre para mañana.

Además, el organismo no parará de intentar sacar de dentro estos desechos por otros caminos... y si se le tapan todas las salidas, cada vez que lo intente, esa podredumbre interior a la que no se le deja salir, acabará por pasar una factura muy grave en forma de cánceres, tumores, miomas y diversas enfermedades, que son, en definitiva, el resultado interior en tu cuerpo de un IMPEDIMENTO ANTERIOR. Todo por no dejar hacer su trabajo al cuerpo naturalmente. Ésta es la consecuencia de lo que la medicina general lleva a cabo para tapar las salidas que tu cuerpo elige, para expulsar de él lo que de ninguna manera debería estar allí, por medio de cremas, pastillas, jarabes, etcétera.

Esto es comparable con la luz del aceite que se le enciende a tu coche para avisarte que lo cambies, y vas y, en vez de cambiarlo, pones una pegatina para no verlo. Eso no va a hacer que el problema del aceite desaparezca o se solucione por sí mismo. Al contrario: en poco tiempo se quemará el motor y te habrás quedado sin coche. Pues esto mismo sucede con el cuerpo humano. La ENFERMEDAD no es más que un esfuerzo de la naturaleza que, para devolver la salud al enfermo, trabaja con todas sus fuerzas, para evacuar de él las sustancias que le molestan para su normal funcionamiento, las materias nocivas que le impiden un óptimo rendimiento.

Hay que dejar actuar a nuestro cuerpo y darle la alimentación que le corresponde. El resultado, que bien merece la pena, es una vida larga y de buena calidad. De eso se trata y no de alargar la vida pero con problemas de todo tipo, con una mala calidad.

Envejecer en buena forma

Hoy día hay una serie de cuestiones sociales relacionadas con el envejecimiento:

1. Falta de apreciación y respeto por la vejez.
2. Envenenamiento general de la población.
3. Falta de salud y aislamiento de la población de edad madura.
4. Sensación de «no contribuir» en la sociedad.

Cada vez hay menos jóvenes (envejecimiento de la población), cada vez hay más jóvenes con enfermedades degenerativas o llenos de problemas de salud impropios para su edad y cada vez hay más viejos mal, tanto física como psíquicamente.

La natalidad en muchos países de Europa está en números rojos, es decir, hay más gente que muere que la que nace.

Se ha olvidado la costumbre de apreciar la vejez y respetar a nuestros mayores. Hoy en día hay un cierto sentido de desprecio y aislamiento hacia ellos, ignorándolos. Antes, los mayores eran el núcleo familiar, los sabios, los más respetados, aportaban mucho a la familia y la sociedad con su experiencia, ayudaban en las tareas, eran activos hasta el final de sus días... Hoy en día no se les cede el asiento en los autobuses, se les interna en asilos o residencias de ancianos. Se les aparta de la sociedad, se considera que no pueden aportar nada y esto no es bueno.

Quizá por eso mismo, hoy día la gente teme envejecer. Se le da mucha importancia a la estética, se toman rayos uva, se hacen cirugías innecesarias muchas veces —sin ánimo de ofender a nadie, aunque también las hay necesarias— para aparentar otra edad, quitar grasa acumulada... Cuando, en realidad, si comiéramos como corresponde al ser humano, no sería, en mi opinión, necesario someterse a estas salvajadas quirúrgicas, ya que toda agresión de este tipo en el cuerpo atenta contra la vitalidad de la persona, acortando su energía vital y oxidándola internamente.

Al envejecer nos vamos quedando más secos, más duros, más contraídos, más rígidos, menos flexibles..., pero esto no tiene por qué ser «tan así»...

Tenemos 2 edades:

> La del reloj cronológico, que es igual para todos y es la de tu DNI.
> La del reloj biológico, que se puede cambiar y que, en el fondo, es la verdadera edad, la de tu interior que se refleja en el exterior. Podemos tener 70 años cronológicamente y tener 40 de verdad, o 20 años con 300 de colesterol y ser unos viejos de 70 años... ¡Depende de ti! La edad biológica se mide, sobre todo, por la grasa que hay en nuestras arterias.

Factores internos que nos hacen envejecer más rápidamente: comida, bebida, salud de los órganos

> La carne produce más radicales libres, esto es, un envejecimiento celular y, por tanto, más acidez. Con los lácteos y el pescado también quemamos el cuerpo más deprisa.

> El azúcar simple quema el cuerpo más rápido. Tan sólo una cucharadita descalcifica durante 3 días seguidos, ya que produce mucha acidez molecular. La fructosa, el azúcar moreno, la lactosa, glucosa, maltosa, aspartamo, miel de abejas, refrescos, aunque sean *light*... también son azúcares simples, no sólo el azúcar blanco tal y como lo conocemos.

> Estimulantes como el café, el té o el mate queman nuestras reservas, nuestra longevidad.

> Las drogas multiplican esta acidificación por mil. El hachís, alcohol, marihuana, medicamentos, cocaína, heroína... afectan a nuestro sistema digestivo, nervioso y deterioran muchísimo nuestros órganos vitales.

> Las solanáceas, vegetales de la noche, como las berenjenas, patatas, tomates... contienen solaninas, que acidifican en exceso el terreno interno, creando artritis, poliartritis, reumatismos, además de osteoporosis y también problemas mentales. La alimentación debe ser alcalina, lo más vegetal posible. Y si comemos menos cantidad a medida que la edad avanza, viviremos más tiempo.

> Los riñones son como dos puños que empujan en la vida. Son nuestro turbo. Los riñones determinan nuestra longevidad, nuestra energía ancestral (yin). Los riñones son como «una vela», puedes venir al mundo con una constitución de 140 años, pero lo que dure tu vida dependerá de cómo la quemes. Si te quieres matar antes y más joven, toma alcohol, drogas, medicamentos, fuma, come animales, come en exceso, horneados, azúcar, lácteos, líquido en exceso... ya que todo esto afecta a tus glándulas suprarrenales, acortando tu vida.

> El páncreas y el hígado. Si estamos tensos habitualmente y no dejamos de estar contraídos nunca, nos quemamos muy rápido. La hipoglucemia quema muy rápido «tu vela» (la longevidad) y no puedes relajarte en la vida a no ser que sea con un Yin Extremo (alimentos que expanden las células en exceso como el azúcar, drogas, alcohol...) pero esta clase de yin crea muchas deficiencias, carencias, acidificación y enfermedades en tu organismo, deterio- rándolo y acortando más tu vida. Por tanto, la solución para relajar, rejuvenecer, sentirse mejor y refrescar estos dos órganos de vital importancia para estar más saluda- bles y jóvenes es la **DIETA MACROBIÓTICA TIPO y tomar caldos de verduras dulces y hojas verdes, y no excederse en los horneados, que contraen y oxidan mucho.**

> El corazón y sistema circulatorio. Si esto está limpio y las arterias sin grasa que entorpezca el flujo sanguíneo, somos más flexibles y ágiles, no sólo físicamente. Lo contrario, la rigidez a todos los niveles, también produ- ce rigidez mental: intolerancias, fanatismos, pensamien- tos racistas, fascistas...

> Sistema circulatorio y nervioso. La enfermedad de Al- zheimer viene provocada por el estilo de vida y comidas con mucho producto animal y azúcar o alcohol.

Cambiando la alimentación, se rejuvenece

Lo que condiciona el reloj biológico es:

> El estilo de vida y sus factores: una vida irregular, de- sordenada, sin horarios, con alteraciones en el sueño, comida inadecuada, falta de descanso reparador, no masticar bien, no encontrar tiempo para comer con cal- ma, todo este estilo de vida desordenada es apartarse del Orden del Universo. Y no seguir las Leyes de la Natu- raleza oxida mucho...

> El consumo de productos animales unidos al azúcar, alcohol, café. Estos productos producen más estrés y el estrés ¡produce radicales libres a tope! Si cambias tu estilo de vida y el estrés baja, das la vuelta a este proceso.

Consejos para rejuvenecer, y así conservarnos jóvenes más tiempo y envejecer más lentamente:

1. **Levantarnos temprano**. Esto regenera los órganos vitales, sobre todo el hígado. Y acostarnos pronto, cuanto antes, por lo menos antes de las 12 de la noche, a las 22.30 h mejor. No hacerlo así es ir en contra de la salud y de nuestro reloj biológico.

2. **Alimentación Macrobiótica Tipo unida a caldo de verduras dulces y muchas hojas verdes** (si hay problemas de dientes, cortar pequeñito después de la cocción o moler en un *suribachi*), comida más cremosa de lo habitual, más blanda, con pequeña cantidad de aceite para absorber más minerales en los huesos. Sin olvidar tampoco los alimentos fermentados: *miso*, *shoyu*, *pickles*. Mantener la simplicidad en la comida: comer poca cantidad y simple a estas edades es fundamental para envejecer lentamente. Beber poco, lo justo, sólo con sed, también es importante, y nunca beber en las comidas, ya que esto diluye los jugos gástricos y la digestión ya no se hace adecuadamente.

3. **Masticar bien cada bocado y con calma.** Hasta licuar el alimento: mastica tus bebidas y bebe tus comidas.

4. **Come poca cantidad.** El exceso se acumula y produce depósitos de grasas.

5. **Evitar comer antes de dormir.** Por lo menos hay que dejar un espacio de tres horas entre la última comida y el momento de acostarse. Lo contrario sobrecarga los órganos vitales y el organismo, que por la noche permanece muy activo para desintoxicar, ya que no lo consigue debido a que este alimento ingerido, por muy macrobiótico que sea, satura rápidamente al no haber movimiento.

6. **Frotar el cuerpo limpio y seco con una toalla o tela de algodón embebida en agua de jengibre caliente y escurrida.**

7. **Descansar y descontraerse.** Mucha gente duerme de media 5 horas. Esto, que pasa en grandes ciudades como Nueva York, envejece mucho y consume tu vela rápidamente.

8. **Actividad física ligera:** ejercicios de *do-in* (combinación de estiramientos de los meridianos, con ejercicios respiratorios, activadores del *chi* y automasajes), estiramientos, andar, yoga...

9. **Ser socialmente activo, no aislarse:** hay estudios que revelan que la esperanza de vida es mucho mayor si se vive en comunidad, en pareja o en familia.

10. **Ayudar a los más jóvenes y participar de la sociedad.**

11. **Reconsiderar nuestros puntos de vista sobre la salud, la enfermedad, el envejecimiento...** Las ideas en las que creemos y por las que apostamos: así se tornan reales.

12. **Factores espirituales:** sentido de Misión y Dirección. Escoge la alegría de vivir con respeto y gratitud a la vida, a los demás y a la Naturaleza. Lo que crees, configura tu realidad. El mundo que nos rodea es un reflejo de nosotros mismos. Tú mismo lo creas con tu modo de vida y recoges lo que siembras (gente, experiencias, situaciones, etc.).

Factores sociales que nos hacen envejecer más deprisa

El aislamiento, la falta de actividad y de contacto social provocan un envejecimiento ¡brutal! Si llevamos una vida en común con otra persona, en comunidad, con contacto social y manteniéndonos activos, nos mantenemos más jóvenes por más tiempo.

En el caso de las mujeres, no deben perder la feminidad y el contacto con amigas, ya que esto sube el nivel de estrógenos. También el contacto con la naturaleza tiene este efecto. Es fundamental la vida sana, la alegría, la actividad física, no descuidarse...

En el caso de los hombres, deben mantener su dirección, ser activos, positivos, tener buen humor y también no perder el contacto con los amigos, la naturaleza. Vida sana y no descuidarse.

Lo que más puede subir los estrógenos a una mujer es sentirse guapa, femenina y atractiva y lo que más puede subir la testosterona en un hombre es, precisamente, ver una mujer atractiva.

En el mundo absoluto, todos los fenómenos son eternos pero nosotros tenemos un principio y un fin: yang, yin, yang... Todo lo que existe tiene un orden y un porqué, y hay movimientos, ciclos que se repiten:

Agua	Aire	Fuego	Tierra	Metal
Invierno	Primavera	Verano	Final de verano	Otoño
Noche	Mañana	Mediodía	Tarde	Atardecer
P. embrionario	Infancia	Adolescencia	Madurez	Vejez
Líquido	Ebullición	Evaporación	Condensación	Solidificación
Luna nueva	Cuarto creciente	Luna llena	Luna con nubes	Cuarto menguante

Violar las leyes de la Naturaleza nos trae consecuencias negativas. La enfermedad y la salud son las dos caras de la misma moneda. Está en tus manos.

Puedes venir a la vida con un coche —una constitución, un cuerpo— bueno, como un Rolls Royce o un Mercedes, y forzarlo mucho y destrozarlo en poco tiempo, con una comida y un estilo de vida inadecuados. O venir con un Seiscientos, que bien tratado y cuidado te dura toda una vida. De ti depende.

Cereales y legumbres

Los cereales y las legumbres son de un valor nutritivo excepcional, ya que contienen prácticamente todos los nutrientes que el cuerpo necesita y son fáciles de reproducir y conservar. La sustitución de estos ALIMENTOS por los COMESTIBLES (alimentos refinados y procesados) y la carne es un gran error que ha favorecido la aparición de numerosas enfermedades, cuyo denominador común es un aporte deficiente de fibra, magnesio, vitamina F y oligoelementos.

Los cereales, base de nuestro alimento

> Cereal integral: *contiene hidratos de carbono y azúcares complejos (polisacáridos), que son los que el organismo necesita, no así el azúcar de los dulces.*

Los monosacáridos y los disacáridos pertenecen al grupo de los azúcares simples; aquí se encuentran la fructosa, la lactosa, la sacarosa, la miel... Éstos son los que el cuerpo humano menos necesita.

Los azúcares simples provocan en el cuerpo humano una acidificación en la sangre, con la consiguiente desmineralización. Nuestro organismo recurre a los minerales básicos de los huesos para compensar el alto nivel de acidez que provocan en la sangre, a pesar de ser productos dulces, lo que trae a la larga problemas de huesos, dientes, sangre... Estos productos, que no alimentos porque no cumplen tal función favorable a nuestro cuerpo, nos hacen tener una falsa energía, ya que en poco tiempo desaparece.

Sin embargo, los azúcares complejos (polisacáridos) dan al cuerpo la energía perfecta, sin altibajos, una energía estable y de buena calidad. Éstos sí son alimen-

tos: *los cereales completos biológicos, es decir, sin pesticidas ni abonos químicos que alteren el alimento natural, con todas sus propiedades. El cuerpo humano necesita la glucosa que extrae de los cereales completos y de las legumbres.*

La composición del cereal en cuanto a nutrientes es:

· *70 % de hidratos de carbono*
· *10 % de proteínas*
· *1,5 % de minerales*
· *18,5 % de fibras*

La enfermedad más habitual hoy en día es la FATIGA, la falta de energía psíquica y física. Esto se soluciona tomando cereales completos de buena calidad (sin pesticidas).

Los cereales completos son pura ENERGÍA. La proteína no es energía, ayuda a construir masa muscular, cerebro, pero sólo necesitamos un 15 % de proteínas con respecto a la ingesta total de alimentos. Si se toma más, lo único que se hace es inflar el cuerpo.

Hay que digerir bien los cereales y para ello, el trabajo está en nuestras manos, en la masticación. Es fundamental masticar bien cada bocado, por lo menos 50 veces cada vez.

El miso lleva un proceso de fermentación de tres años. Estimula los intestinos, la flora intestinal, fundamental para transformar los alimentos en sangre. Por eso es importante cuidar la flora intestinal. ¡Cuidado con el miso pasteurizado! Tiene las enzimas muertas y, por tanto, no hace este trabajo en nuestro cuerpo, tan fundamental y necesario. (En el listado siguiente, a más asteriscos mayor valor yang o yin.)

CEREALES YANG trigo sarraceno ****
                 mijo **

	arroz*
	avena*
	cebada**
CEREALES YIN	maíz***

> Trigo sarraceno

Calienta, muy bueno contra las mucosidades, ya que ayuda a limpiarlas, y contra el catarro. Es el cereal específico para los pulmones y el estómago. El calor del trigo sarraceno calienta el estómago y ayuda a eliminar la humedad de la zona, a secarla, y así facilita su cicatrización. Es afrodisíaco, fortalece la zona genital. Para la diarrea es ideal tomar ñoquis de sarraceno, también contra el cáncer y la úlcera de estómago.

Para cocer el trigo sarraceno
Se ponen dos partes de agua por cada parte de trigo sarraceno con un poco de sal y se cuece durante unos 20 minutos. El trigo sarraceno se echa al agua cuando ésta hierve.

Para preparar la crema del desayuno
Se toma una medida de trigo sarraceno, seis de agua, sal y se pone a cocer durante una hora.

> Mijo

Absorbe el agua del organismo. Es el cereal específico para problemas de huesos y cáncer de huesos, puesto que contiene calcio, magnesio y renueva y regenera el hueso. También es el cereal específico para el diabético, porque regenera el páncreas. Es un cereal yang, calentador. Va muy bien para el pelo, uñas, dientes... El mijo tostado es bueno para quitar el dolor de cáncer de huesos, alivia muchísimo.

Para cocer el mijo
Se ponen tres partes y media de agua por cada parte de mijo, se añade un poco de sal y se cuece durante 20 minutos. Si la persona tiene mucha retención de líquidos y quiere adelgazar, por cada taza de mijo se pondrían dos litros y medio de agua.

Para preparar la crema de mijo del desayuno
Se toma una medida de mijo y se añaden seis medidas de agua, un poco de sal y se cuece durante una hora.

> Arroz
Es el cereal más equilibrado de todos. Todo lo que nuestro cuerpo necesita, el arroz lo tiene en pequeñas cantidades. Una dieta de limpieza de diez días tomando sólo arroz es genial.

En cremas resulta muy bueno para el hígado. Con azukis es ideal para los riñones. Es excelente también para el intestino, ya que arrastra las impurezas ahí localizadas.

Específico para tratar el hígado, se puede tomar una crema de arroz durante 20 días acompañada de la ciruela umeboshi (una, dos o tres ciruelas máximo al día).

Con el arroz, se prepara un antibiótico natural que sirve para cualquier tipo de infección e inflamación. Se tuesta una cucharada de arroz integral y seguidamente se pone en una olla con medio litro de agua. Se añade una tira de cinco centímetros de alga kombu, una cucharada de sal (es muy salado) y cuando empieza a hervir, bajamos el fuego al mínimo y lo mantenemos cociendo durante tres cuartos de hora.

Al tomar se agregan unas gotitas de tamari (especialmente si se trata de una otitis, infección genital o gripe).

Para cocer el arroz

Hay que lavar siempre todos los cereales, hasta que el agua salga transparente. Una vez bien lavado, se escurre el agua en un colador y se tuesta en una sartén hasta que esté doradito (con cuidado de no tostarlo demasiado).

Al tostarlo calienta más y facilita su asimilación por parte de tu cuerpo. Se pone una medida de arroz por tres medidas de agua. Se añade sal y se cuece durante 50 minutos a fuego lento. Si se prepara en la olla a presión, el tiempo de cocción se reducirá a 30 minutos o menos. Si no se tuesta el arroz, la cantidad de agua será de un litro.

Para preparar crema de arroz

Se toman seis medidas de agua por una de arroz. Se añade sal y se cuece durante tres horas, por lo menos. Yo suelo prepararla en la olla a presión con tres o cuatro medidas de agua y una hora y media de tiempo de cocción.

Hoy día se conocen y analizan 75.000 clases de arroz diferentes en todo el mundo, pero se calcula que existen más de 150.000 variedades de este cereal. Aunque no se han estudiado todas todavía, poco a poco se van conociendo más y mejor.

> **Trigo**

Por su gran aporte energético, resulta ideal para los deportistas, los niños y los estreñidos, pero siempre bien masticado. Tiene casi las mismas propiedades que el arroz. Es un cereal bastante equilibrado.

Para cocer el trigo

Se añaden dos partes y media de agua por cada parte de trigo y se deja cocer durante una hora y media con una pizca de sal.

Sopa de trigo
Para preparar la sopa de trigo, se toman dos partes de agua por taza de trigo y se cuece durante dos horas. La sopa de trigo con verduritas es deliciosa.

Crema de trigo
Para prepararla se toma una medida de trigo y se cuece durante cinco horas junto con siete partes de agua. Personalmente, yo la preparo en menos tiempo y menos agua y queda muy rica.

Una vez hecha, se deja reposar y se le añade un poquito de miel de arroz o unas pasas o ciruelas pasas. Esto le da un toque especial.

> *Avena*
Es un cereal muy energético, bastante graso, ideal para deportistas, niños, gente que quiera engordar... Es un cereal muy refrescante, ideal para el verano. Su cocción es igual que la del arroz. Las cremas también se elaboran de la misma manera que las de arroz.

> *Cebada*
Puesto que la cebada es muy refrescante, resulta ideal para el verano. Se prepara igual que la avena y el arroz.

> *Maíz*
Es el más yin de todos los cereales y el más graso. Ideal para los que quieren engordar sanamente. Resulta refrescante para el verano.

Polenta de maíz: se toma una taza de sémola de maíz, se añaden cuatro de agua y un poco de sal. Se añade la sémola en el agua caliente y se remueve hasta que llegue a ebullición. Cuando hierva, tapamos y dejamos que hierva durante 45 minutos. Yo la preparo en menos tiempo. Es muy rica y se puede tomar como si fuese un puré. También se puede dejar enfriar, se ex-

tiende en una superficie lisa y con un vaso se va cortando en redondo y se pasa por la sartén. Sabe como a tortilla y está muy buena.

> **Cuscús**
Se lava y se tuesta un poco en una sartén. Se ponen a hervir dos medidas de agua con un poquito de sal por cada medida de cuscús. Cuando hierve, se echa el cuscús en lluvia y se retira del fuego. También se puede hacer un salteado de cebollas con una pizca de sal y tostar ahí mismo el cuscús y añadirle el agua. El tiempo de cocción es de 4 minutos. Se deja reposar unos instantes y... ¡a disfrutar!

Organizar la comida como plato combinado

Evitar el postre después de las comidas porque inhibe la absorción de proteínas. Tomarlo mejor dos o tres horas después, con la digestión ya hecha. De esta manera no se interpone la fruta, o el sabor dulce, con la alcalinidad de nuestras ricas comidas y así no acidificamos la digestión. Es muy importante tener en cuenta lo siguiente:

> Los cereales se pueden cocinar para varios días (cinco).
> Las legumbres, para dos días.
> Las verduras: se deben preparar cada vez que se van a comer.
> Las algas: se pueden guardar para usar como guarnición, en menús sucesivos.

Es importante comer caliente para activar los órganos vitales y que así puedan disolver mejor las toxinas deshaciéndolas.

Otra alternativa a la menopausia

> ## Verduras de hoja verde

Hojas de remolacha: blanca y roja, rábano, rabanito, rúcula, zanahoria, nabo, berros, perejil, hojas de puerro, que cortamos finamente; esto hace a la mujer muy femenina, ya que la menopausia es un proceso muy yang, muy masculino, y estas verduras estimulan la energía mental. Por eso lo deberían tomar las personas que no siendo menopáusicas sufren depresión, ya que aporta mucho triptófano, ladrillo que construye la serotonina, neurotransmisor muy importante de nuestras neuronas, para prevenir y tratar la depresión.

Tomar las verduras siempre en sopas no muy densas cociendo solamente 2 minutos, añadir una pequeña cantidad de algas kombu, wakame, arame, iziki, un 5 % solamente; además de aportar calcio entre 12 y 15 veces más que la leche de vaca, este calcio es muy biodisponible y además las algas van a regular la tiroides, base muy importante de la mayoría de los desarreglos y alteraciones que se producen en la menopausia.

> ## No café, refrescos de cola, vinagre, patatas, tomates, pimientos, plátanos, berenjenas, leche

Todos ellos producen acidez en la sangre o acidifican el terreno, por su alto contenido en potasio (K) y calcificaciones extraóseas, debido a que el cuerpo para contrarrestar y neutralizar saca calcio y magnesio de los huesos. Muy recomendable: malta, café de cereales o té de tres años.

> ## Leche de soja, avena, arroz con té de tres años o sólo con cacao puro + melaza de arroz o de otro cereal

Es una maravilla y un buen sustituto al café con leche. Si además tomamos pipas de girasol (Mg) y semillas de *sésamo (Ca), vamos a tener unos huesos tan fuertes como los de los elefantes.*

*Las mujeres menopáusicas **no deberían tomar agua sola,** mejor con té de tres años como kukicha, bancha, ojicha u otro de tres años (hay que tener en cuenta que el agua enfría y distiende).*

> Oleadas de calor

*Receta de **KUSHI: se toman** a media mañana (10-11 h) y a media tarde (17.30-18.30 h) **caldos de verduras redondas: calabaza, zanahoria, cebolla, col (China),** cuando no haya calabaza, que no hay todo el año, se añade nabo, pero nunca calabaza y nabo juntos; **se pican muy menudas un vaso de cada una de las verduras y se hierven muy despacio durante 20-30 minutos, en tres litros aproximadamente de agua,** primero se pone la cebolla y se hierve un par de **minutos,** luego el resto, con tapadera, 20 minutos a fuego muy lento. Se guarda en la nevera, filtrado.*

Este remedio es ideal para prevenir comas hipoglucémicos en diabéticos y, en general, para todas aquellas personas que se sienten cansadas, irritadas, abren la boca, hiperactivas o que se sienten desfallecer.

*Por último tenemos que **comer arroz integral biológico, mijo y trigo sarraceno.***

No tomar harinas ni sal.

> Receta de caldo de verduras dulces
Ingredientes:
· *Calabaza o nabo, zanahoria, cebolla, col china (si no se encuentra, col normal).*

Cuando no haya calabaza, que no hay todo el año, se añade nabo. No se deben poner nunca calabaza y nabo juntos.

Preparación:
Se pica un vaso de cada una de las verduras anteriores en trozos muy menudos.

Se ponen a hervir tres litros de agua, y se añade primero la cebolla, y se deja hervir dos minutos, pues es la más fuerte. A continuación se añaden el resto de las verduras dejándolas hervir 20 minutos con tapadera.

Se dejan reposar 15-30 minutos. Es el caldo lo que se utiliza para nivelar el azúcar en la sangre. Esto relaja el páncreas y quita la ansiedad. Se guarda en la nevera, aunque no se debe conservar más de tres días, ya que pierde calidad. Por tanto, es mejor adecuar la cantidad para no tirar el caldo sobrante.

Se filtra y se toma calentito, dependiendo del grado de hipoglucemia, de una a dos tacitas al día fuera de las horas de las comidas. Una entre las 10 y las 11 h y otra por la tarde, entre las 17.30 y 18.30 h. Antes de ingerir cualquier alimento, se deberá esperar media hora.

Menús macrobióticos

MODELO 1

DESAYUNOS

4 días a la semana
> Crema de arroz integral (50 %) y mijo (50 %) con miel de arroz.
> Té de tres años, malta o café de cereales.

3 días a la semana (1 día de cada)
> Una tacita de malta, café de cereales o té de tres años con:
  Alternar: > Torta de cereales con compota o mermelada 100 % de fruta.
  > Pan integral tostado con aceite de oliva.
  > Muesli sin azúcar o copos de cereales con pasas de Corinto y bebida de soja, arroz o de avena.

COMIDAS

2 días a la semana
> Sopa de calabaza y/o cebolla con miso.
> Mijo con coliflor y cebolla.
> Garbanzos con perejil y zanahoria.

2 días a la semana
> Sopa de lentejas con miso.
> Arroz integral con verduras guisadas: nabo, zanahoria y cebolla.

1 día a la semana
> Sopa juliana de verduras.
> Macarrones con verdura, seitán y algas arame.

1 día a la semana
> *Crema de zanahorias.*
> *Mijo con verduras (tipo paella).*
> *Pescado al vapor.*

1 día a la semana
> *Sopa juliana con miso.*
> *Paella de arroz integral con pescado.*

CENAS

2 días a la semana
> *Sopa de cebolla, wakame y miso.*
> *Espaguetis de arroz (gemai-udon).*
> *Estofado de verduras.*

2 días a la semana
> *Sopa de miso con alga wakame.*
> *Arroz integral (¾) con trigo sarraceno (¼).*
> *Azukis con alga kombu y calabaza.*

1 día a la semana
> *Sopa de miso con garbanzos.*
> *Espaguetis soba con verduritas salteadas.*
> *Verduras estofadas.*

1 día a la semana
> *Sopa de pescado y algas arame.*
> *Estofado de champiñones con cebolla y arroz integral.*

1 día a la semana
> *Sopa de coliflor y/o cebolla con mijo.*
> *Croquetas de mijo con cebolla, zanahoria y perejil.*
> *Lentejas con cebolla, puerro y zanahoria.*

POSTRES

La mayoría de las frutas son incompatibles con el resto de alimentos, por lo que no recomendamos tomarlas después de comer. Si lo desea puede tomar algo de fruta del tiempo en pequeña cantidad fuera de las comidas. Lo más indicado son las compotas de manzana y peras al horno.

Modo de hacer los menús

DESAYUNOS

Modo de hacer la crema de arroz integral y mijo con miel de arroz
> *Lavar el arroz en varias aguas. Tostarlo en una sartén en seco hasta que esté dorado. Proceder igual con el mijo. Ponerlos en la olla a presión durante dos horas en cinco partes de agua por una de cereal a fuego lento. Colocar un difusor entre la llama y la olla. Añadir a la cocción un poco de sal marina.*

COMIDAS

Modo de hacer la sopa de cebolla y/o calabaza con miso
> *Lavar y cortar las verduras. Pincelar el fondo de la cazuela con aceite de oliva. Saltear la verdura unos minutos; añadir agua hirviendo y dejar cocer a fuego lento 25 minutos. Justo unos instantes antes de sacarlas del fuego añadir una cucharadita de mugimiso de fermentación natural.*

Modo de hacer el mijo con coliflor y cebolla
> *Lavar bien el mijo en varias aguas; escurrir en un colador. Picar muy menuditas la cebolla, calabaza y*

coliflor. Pincelar con un poco de aceite de oliva el fondo de la cacerola. Añadir las verduras y un poco de sal marina y rehogarlas unos minutos. A continuación echar el mijo y tostarlo un poco junto con las verduras, removiendo con una espátula de madera. Añadir tres partes de agua por cada parte de mijo y una vez que hierve todo ponerlo al fuego mínimo durante una hora. Podemos intercalar un difusor o cortafuegos. Lo podemos servir con un poco de sésamo espolvoreado.

Modo de hacer los garbanzos con perejil y zanahoria

> Lavar bien los garbanzos y ponerlos en remojo la noche anterior con un trocito de alga kombu (cinco centímetros). Ponerlos a cocer en la olla a presión sin sal. Cuando la válvula empiece a dar vueltas, bajar el fuego al mínimo. Cuando ya están casi cocidos, abrimos y añadimos las verduras (el puerro y la zanahoria que previamente se habrán salteado con aceite antes de añadirlos a los garbanzos) y la sal marina. Ahora cocemos unos 15 minutos pero sin presión. Justo antes de retirarlos del fuego añadimos una cucharadita de tamari.

Modo de hacer la sopa de lentejas con miso

> Lavar bien las lentejas y el alga kombu. Ponerlas en remojo media hora. Cortar el alga kombu a trocitos y ponerla a cocer con las lentejas. Cuando las lentejas estén a medio cocer podemos añadir un poco de puerro y zanahoria cortados en anillos y previamente salteados con aceite de oliva y sal marina. Unos instantes antes de sacarlas del fuego añadir una cucharadita de café de mugi-miso.

Modo de hacer el arroz integral con verduras guisadas, nabo, zanahoria y cebolla

> *Hacer el arroz integral igual que para las cremas del desayuno, sólo que sin pasar por el pasapurés. Se cuece con 1,5 partes de agua y durante 45 minutos. Las verduras que elegimos son: nabo, zanahoria y cebolla. Las cortamos en cerillas, es decir, en tiras muy finas. Pincelamos una sartén con aceite de sésamo y salteamos las verduras añadiendo un poco de sal marina. Una vez que las verduras han «sudado» un poco añadimos un dedo de agua, las tapamos y las dejamos a fuego lento unos 35 minutos. Antes de retirarlas del fuego sazonamos con unas gotas de tamari.*

Modo de hacer la sopa juliana de verduras

> *Cortamos verduras variadas muy menuditas y las salteamos unos instantes con un poco de aceite de oliva y sal marina. Añadimos agua hirviendo y mantenemos la cocción durante 20 minutos. Añadir antes de retirarlas del fuego una cucharadita de mugi-miso de fermentación natural.*

Modo de hacer paella de arroz integral con pescado

> *Lavar bien el arroz en varias aguas. Escurrir con un colador. Ponerlo a hervir con dos partes de agua por cada una de arroz y un poco de sal marina en una cazuela con tapa. Cuando llegue a ebullición bajar el fuego al mínimo y cocinar durante 45 minutos. Mientras se va haciendo el arroz, lavamos y troceamos las verduras variadas: cebollas, champiñones, zanahorias, puerros y las salteamos con un poco de aceite de oliva y sal marina en una sartén. Una vez que las verduras han «sudado» un poco, ponemos algo de pescado blanco fresco junto con las verduras. Cocinamos la mezcla unos 10 minutos a*

fuego lento y a continuación lo ponemos con el arroz cuando le faltan unos 15 minutos de cocción (la cocción es todo el tiempo con tapa).

Servimos el plato con un poco de perejil picadito crudo.

Modo de hacer la sopa juliana de verduras con miso

> *Ponemos en remojo media hora una cucharada de algas arame previamente lavadas. Escurrirlas en un colador y reservar el agua del remojo. Saltear las algas y las verduras con un poco de aceite de sésamo; añadir agua hirviendo y mantener la cocción al menos 20 minutos. Justo unos minutos antes de retirarlas del fuego añadir una cucharadita de mugi-miso de fermentación natural.*

Modo de hacer los macarrones con verduras, seitán y algas arame

> *Poner agua a hervir con sal marina. Añadir la pasta y llevar a ebullición. Cocer a fuego medio hasta que los macarrones estén tiernos. Reservar el caldo de la cocción, pasar la pasta por el grifo del agua fría en un colador. Como acompañamiento de la pasta preparamos: cebolla, zanahoria y nabo cortado en tiritas finas. Lo salteamos en la sartén con aceite de sésamo y sal marina. Una vez que las verduras están un poco blandas, añadimos un dedo de agua y un poco de seitán troceado. Ponemos la tapa en la sartén y lo cocinamos a fuego lento 36 minutos. Justo antes de retirarlas del fuego sazonamos con unas gotitas de tamari. Estas verduras las mezclamos con los macarrones y mantenemos el fuego 5 minutos más. Puedes acompañar el plato de una pequeña cantidad de algas arame previamente cocinadas.*

Modo de hacer las algas arame

> *Lavarlas bien y escurrir en un colador. A continua-ción se ponen durante media hora con un poco de agua.* Preparamos un poco de cebolla troceada; la sal-teamos en una sartén con un poco de aceite y sal ma-rina y cuando la cebolla esté un poco tierna añadimos las algas bien escurridas y las rehogamos. A continua-ción añadimos el agua del remojo y cocinamos a fue-go lento destapado hasta que se evapore casi todo el líquido. Finalmente sazonamos con unas gotitas de tamari. Este plato se puede hacer para varios días y tomar una cucharada sopera casi diaria.

Modo de hacer la crema de zanahoria

> *Lavar y cortar las zanahorias en trozos pequeños. Saltearlos con un poco de aceite de sésamo y sal ma-rina. Añadir agua hirviendo y cocer al menos 20 mi-nutos a fuego lento. Se puede pasar por el pasapurés (nunca por la batidora).*

Modo de hacer el pescado al vapor

> *Lavar la coliflor y cortarla en ramilletes pequeños. Lavar la zanahoria y cortarla en florecitas o rodajas. Tener preparados los guisantes. Poner en una cazuela con agua una margarita para cocer al vapor y colocar en ella las verduras y el pescado. Llevar a ebullición y cuando hierva el agua bajar el fuego al mínimo y co-cinar durante 10-15 minutos tapado. Justo antes de sa-car del fuego añadir una cucharadita de aceite de oliva y unas gotitas de tamari.*

Modo de hacer el mijo con veduras (tipo paella)

> *Lavar bien el mijo en varias aguas; escurrir en un co-lador. Picar muy menuditas la cebolla, la calabaza y la coliflor. Pincelar con un poco de aceite de oliva el fondo de la cacerola. Añadir las verduras y un poco*

de sal marina y rehogarlas unos minutos. A continuación echar el mijo y tostarlo un poco junto con las verduras, removiendo con una espátula de madera. Añadir tres partes de agua por cada parte de mijo y, una vez hierva todo, ponerlo a fuego mínimo durante una hora. Podemos intercalar un difusor o un cortafuegos. Lo podemos servir con un poco de sésamo espolvoreado.

CENAS

Modo de hacer la sopa de cebolla, wakame y miso

> *Poner el alga wakame en remojo media hora antes. Picar la cebolla menuda y saltearla con un poco de aceite de sésamo. Añadir el alga wakame picadita (cinco centímetros) y añadir agua hirviendo. Mantener la cocción durante 20 minutos al menos. Antes de retirarla del fuego añadir una cucharadita de mugi-miso.*

Modo de hacer los espaguetis de arroz (gemai-udon)

> *Se procede de la misma forma que en la receta de macarrones con verduras anterior pero sustituyendo los macarrones por los espaguetis de arroz.*

Modo de hacer el estofado de verduras

> *Poner a remojo la noche anterior un trozo de alga kombu (cinco cetímetros) previamente lavada. Lavar y cortar la coliflor, calabaza y cebolla en trozos grandes. Poner en el fondo de la olla el alga kombu y un dedo de agua. A continuación ponemos la cebolla sobre la kombu y en otra capa ponemos la calabaza y encima la coliflor. Se pone a hervir y cuando comienza la ebullición se baja el fuego al mínimo y se intercala un difusor. Se mantiene esta cocción durante 30 minutos.*

> En todo el tiempo no se destapa ni se revuelve. Justo antes de retirarlas del fuego sazonamos las verduras con unas gotas de tamari removiendo ahora para que se mezclen bien.

Modo de hacer la sopa de miso con alga wakame
> Igual que la sopa anterior pero usando puerro y zanahoria.

Modo de hacer el arroz integral con trigo sarraceno
> Proceder igual que con el arroz integral del desayuno sólo que combinándolo con dos partes de agua y 45 minutos de cocción.

Modo de hacer las azukis con calabaza y alga kombu
> Lavar bien las azukis y el alga kombu (cinco centímetros) y ponerlas en remojo la noche anterior. Poner a cocer las azukis con el alga previamente cortada y sin sal marina. Troceamos la calabaza y la añadimos cuando las legumbres estén a medio cocer. Mantenemos a fuego lento una media hora y justo antes de retirar el potaje del fuego, sazonamos con unas gotitas de tamari.

Modo de hacer la sopa de miso con garbanzos
> Proceder igual que en la receta de los garbanzos pero con más verdura y menos garbanzos.

Modo de hacer los espaguetis soba con verduras salteadas
> Ponemos a cocer los espaguetis en frío con una pizca de sal marina. Los hervimos a medio fuego hasta que estén tiernos. Reservamos el agua para una sopa. Los pasamos por el grifo de agua fría en un colador para que queden sueltos y los reservamos. Mientras se están cociendo los espaguetis hacemos un salteado de

verduras rápido con: puerro, zanahoria, champiño-
nes, cebolla y cuando las verduras estén al dente aña-
dimos la pasta y lo rehogamos unos minutos.

Modo de hacer verduras estofadas
> *Igual que en la receta precedente pero poniendo*
> *como ingredientes: alga kombu, cebolla, nabo y col.*

Modo de hacer la sopa de pescado y alga arame
> *Poner en remojo una cucharada de algas arame des-*
> *pués de haberlas lavado. Picar fino puerro, cebolla y*
> *zanahoria. Salteamos con un poco de aceite de sésa-*
> *mo y añadimos a continuación el pescado en peque-*
> *ños trozos y por último las algas arame. A continua-*
> *ción, echamos agua hirviendo y mantenemos la*
> *cocción al menos 20 minutos a fuego lento. En los*
> *últimos momentos de la cocción se agrega una cucha-*
> *radita de mugi-miso de fermentación natural.*

Modo de hacer el estofado de champiñones
con cebolla y arroz integral
> *Hacer el arroz integral igual que en la receta prece-*
> *dente. Para hacer los champiñones con cebolla, corta-*
> *mos las verduras en láminas finas y las salteamos con*
> *un poco de aceite de sésamo y sal marina. Mantene-*
> *mos la cocción a fuego lento tapando mientras las*
> *verduras van soltando agua. Sazonar antes de apa-*
> *gar el fuego con unas gotitas de tamari.*

Modo de hacer las croquetas de mijo con cebolla,
zanahoria y perejil
> *Lavar el mijo y escurrirlo.*
> *Picar cebolla menudita y saltearla en la cazuela con*
> *un poco de aceite de sésamo y sal marina. Cuando*
> *está la cebolla un poco tierna añadimos el mijo, lo*
> *rehogamos un poco y añadimos tres partes de agua*

por cada una de mijo. Se cuece durante media hora
aproximadamente y se deja enfriar un poco.
Cuando la masa está templada, con las manos moja-
das en agua fría hacemos las bolas y las vamos dejan-
do en una fuente. Al final las pasamos por sésamo
tostado y las podemos meter al horno a gratinar. Este
plato lo podemos hacer en más cantidad y servirnos
para tomar entre horas.

Modo de hacer la sopa de coliflor y/o cebolla con miso
> *Igual que en la receta precedente.*

Modo de hacer las lentejas con cebolla, puerro y zanahoria
> *Lavar las lentejas y un trozo de alga kombu (cinco*
centímetros) y ponerlas en remojo la noche anterior.
Trocear el alga kombu y ponerla a cocer con las len-
tejas sin añadir sal marina. Mientras se están coci-
nando, saltear un poco de cebolla, zanahoria y pue-
rro en una sartén con sal marina y aceite.
Cuando las lentejas estén a medio cocer añadir la
verdura y cocinar todo tapado hasta que quede un
potaje cremoso. Sazonar justo antes de sacar del fue-
go con unas gotitas de tamari.

Entre horas:
Caldo de verduras
Calabaza al horno en dados
Manzana al horno
Pan tostado con aceite
Castañas hervidas y asadas
Té bancha

MODELO 2

DESAYUNOS

Una tacita de té bancha y un plato de crema de arroz, crema de mijo o crema de cebada.

Sazonar con una cucharadita de sésamo tostado, una cucharadita de tamari o una cucharadita de miel de cebada.

Debes variar cada día el cereal y el condimento, tomar unos días el desayuno salado (tamari), otros días dulce (miel de cebada) y otros neutro (sésamo tostado).

La cantidad de alimento es la que tú necesites. Es importante que aunque tomes el desayuno en forma de crema, ensalives bien. La correcta asimilación de los carbohidratos complejos implica la actuación de la amilasa de la saliva.

A media mañana o a media tarde

Solamente tortas de arroz, tortas de arroz con mijo, tortas de arroz con trigo sarraceno. Alternar con o sin sal. Para beber puedes tomar de nuevo té bancha o kukicha. Igualmente, la infusión de algas de la que hablaré más adelante.

Modo de hacer la crema de cereales

> *Lavar bien el cereal elegido. Ponerlo en la olla a presión con cinco partes de agua y una de sal marina. Subir el fuego hasta que la válvula dé vueltas. Después bajar el fuego al mínimo y cocinar, si hace falta con difusor, durante dos horas (se puede hacer crema para varios días).*
> *Cuando está cocido se puede pasar por el pasapurés para obtener un resultado más cremoso (no usar batidora).*

COMIDAS

Menú 1

Este menú, tres días por semana
Crema de calabaza
Mijo con cebolla y zanahoria
Azukis con kombu
Puerros al vapor y rabanitos rallados con agar-agar

Modo de hacer la crema de calabaza
> *Se lava y trocea la calabaza y se añade una pizca de sal marina. Se pasa por el pasapurés, sin que quede ni muy espesa ni muy clara.*
> *Se condimenta con una cucharada rasa de umeboshi (disolver en la crema) y se decora con media hoja de nori tostada y troceada.*
> *Es una crema agridulce excelente.*
> *NOTA: el nori es un tipo de alga comestible y el umeboshi, una ciruela salada.*

Modo de hacer el mijo con verduras
> *Se lava bien el cereal y se deja escurrir.*
> *Se pincela el fondo de la cazuela con aceite de oliva de primera presión y se saltea abundante cebolla picada. Se añade la zanahoria, también picada menudita, y se pone sal para que las verduras suden. Se deja ablandar las verduras unos minutos, y se añade el mijo junto con tres partes de agua por cada parte de cereal. Se sube el fuego hasta que hierva y luego se baja al mínimo y se cocina con el difusor por espacio de 25-30 minutos aproximadamente.*
> *El resultado es pastoso y dulce. Se puede pasar a un molde y servirlo decorado con verduras al vapor y rabanitos. Se puede espolvorear con sésamo tostado.*

De nuevo insistimos en que se debe comer DESPA-
CIO y MASTICANDO BIEN.

Modo de hacer las azukis

> *Se recomienda emplear únicamente azukis Hokkai-*
do. Se ponen en remojo la noche anterior las azukis
con un trozo de alga kombu de unos cinco centíme-
tros. Se cocinan como unas alubias normales en ca-
zuela. No se pone nada de aceite ni sal. Al final de la
cocción, se añade una cucharada de tamari.

Modo de hacer los puerros al vapor

> *Se lavan y trocean los puerros. Se ponen en una ca-*
zuela con una margarita para cocción al vapor. La
cocción debe de ser justo para ablandar la verdura,
no debe quedar pasada de color. Se deja enfriar y se
sirven junto con rabanitos rallados y unas gotas de
vinagre de ume.

Modo de hacer los rabanitos y el agar-agar

> *En este caso no hay cocción. Sólo se remoja un poco el*
agar-agar. Se rallan los rabanitos y se sazonan con vi-
nagre de ume.

Toda esta comida se resumiría en un primer plato,
que es la sopa, y un segundo plato que sería un combi-
nado formado por el cereal, las verduras y un poquito
de legumbre.
De nuevo insisto que la cantidad debe ser la que
necesites.

Menú 2

Sopa de miso
Arroz integral
Lentejas con kombu
Kimpira *de nabo, salsifí y zanahoria*

Modo de hacer la sopa de miso

> *Poner a hervir unas pocas verduras (cebolla, apio, puerro...) y un trocito de alga wakame que previamente habremos puesto en remojo durante media hora.*
> *Cuando las verduras han hervido 10-15 minutos, se añade una cucharadita de Genmai (miso sin pasteurizar). Se disuelve bien. Sin hervir. Como decoración de la sopa, se puede usar un poco de cebollino crudo o de jengibre fresco rallado, que le da un toque picante.*

Modo de hacer las lentejas

> *Se preparan igual que las azukis. No se debe usar laurel, aceite ni ajo.*

Modo de hacer la *kimpira* de verduras

> *Se lavan las verduras y se cortan en forma de cerilla. Se pincela la sartén con un poco de aceite de oliva de primera presión, se saltean las verduras añadiendo un poco de sal para que suden un poco. Después se añade un poquitín de agua y se tapa. Se cuece durante 35-45 minutos añadiendo agua si hiciese falta para que no se peguen. De vez en cuando se pueden revolver las verduras pero sin estar todo el tiempo destapando y revolviendo.*
> *Al final de la cocción se añaden unas gotitas de tamari.*
> *El resultado de este plato es enormemente dulce.*
> *En este caso podemos decorar el «plato combinado» con un par de hojas de endibia o de escarola. Muy poca cantidad, más bien como decoración.*

De nuevo la comida estaría compuesta por una sopa, un plato combinado de arroz con verduras y una pequeña cantidad de lentejas.

Igual que en la página anterior la cena puede ser la misma, pero uno de los días, sin legumbre.

Si tienes deseo de tomar fruta puedes tomar dos o tres veces por semana máximo manzana al horno o fruta hervida con agar-agar tipo gelatina.

Este menú lo debes tomar dos días a la semana.

NOTA: Los alimentos del segundo plato deben estar tan secos como para poder comer con palillos. Y, por supuesto, MASTICAR para ensalivar bien.

Después de las comidas y las cenas si lo deseas puedes tomar una tacita de té bancha.

Menú 3

Sopa de miso
Arroz con cebada
Nishime *de verduras*
Soja negra con kombu

Modo de hacer la sopa de miso
> *Igual que la receta indicada en la página anterior, sólo que en este caso los ingredientes serán nabo daikon (fresco o seco), salsifí y hongo shiitake junto con un trocito de alga wakame.*

Modo de hacer el arroz con cebada
> *Se prepara igual que el arroz integral, sólo que usando 50 % de arroz y 50 % de cebada. Se condimenta con sésamo tostado. Se mastica bien.*

Modo de hacer el *nishime* de verduras
> *Se pone a remojo la noche anterior un trocito de alga kombu de unos cinco centímetros.*
> *Se coloca el alga kombu en el fondo de la olla con un dedo de agua. A continuación se pone cebolla corta-*

da en medias lunas o en aros, se añade la calabaza o coliflor, el nabo o zanahoria.

Se disponen las verduras en capas. Se pone el fuego fuerte hasta que hierva y luego se baja al mínimo y se cocina con difusor durante 20-30 minutos. No se debe remover durante la cocción. Se destapa antes de servir y se condimenta con unas gotitas de tamari.

El resultado de este plato también es muy dulce pero resulta más ligero que la kimpira.

Modo de hacer la soja negra con kombu

> *Se prepara igual que el resto de las legumbres de la dieta.*

Este día, se acompañan de nuevo con rabanitos rallados y agar-agar. De esta verdura debes comer dos cucharadas aproximadamente cada vez.

Este menú lo haces dos días por semana y en las cenas tomas lo mismo pero siempre un día sin legumbre.

Cuando algún día llegues muy tenso a casa y necesites una copa, toma lo siguiente: una taza de té bancha con nabo daikon y hongo shiitake.

Se pone a remojo una seta shiitake.

Mientras tanto, se ralla una cucharada de nabo daikon y se prepara un té bancha. Se hierve unos minutos el shiitake con el té.

Se añade el nabo rallado y se condimenta con una cucharadita de tamari. Se toma caliente.

NOTA

Las noches que no comas legumbre puedes tomar un poco de verdura verde escaldada o hervida: borraja, acelga, alcachofa... También puedes usar unas gotas de aceite de oliva de primera presión y unas gotas de vinagre de ume.

PLAN SEMANAL

LUNES .... *MENÚ 1*
MARTES .... *MENÚ 2*
MIÉRCOLES .... *MENÚ 1*
JUEVES .... *MENÚ 3*
VIERNES .... *MENÚ 1*
SÁBADO .... *MENÚ 2*
DOMINGO .... *MENÚ 3*

UTENSILIOS DE COCINA

Es de suma importancia que los utensilios y cazuelas, así como la cocina sean de materiales naturales. Esto es:

> *Utensilios de madera, acero inoxidable, cerámica o cristal, que no dejen residuos tóxicos ni sabor a metal, ni a plástico, en la comida y sirvan para saltear, mover o servir los alimentos.*

> *Cocina de gas (ni eléctrica, ni vitrocerámica, ni microondas, porque alteran todas las propiedades del alimento y esto ya no es lo que se pretende).*

> *Una buena tabla de cortar de madera, sin olvidarse de humedecerla con agua antes de cada uso para evitar que absorba el jugo de los vegetales o frutas y hacer así una película protectora en la madera.*

> *Difusor de metal: se recomienda especialmente cuando se usan ollas y en cocciones de larga duración, ya que distribuye de una forma más armoniosa el fuego y evita que la comida se pegue o queme.*

> *Un colador para escurrir, después de lavar, el cereal, las semillas, etc. Otro más grande para escurrir la pasta, o las verduras después de haberlas lavado.*

> *Una margarita de bambú para cocinar al vapor.*

> *Una olla a presión de acero inoxidable para cocinar los cereales o legumbres.*

> *Una escobilla vegetal, para lavar las raíces, ya que al*

comerlas integrales hay que limpiarlas bien bajo el agua y con este utensilio no hace falta pelarlas.
> Un cuchillo japonés de acero inoxidable o de acero carbónico. Son de buena ayuda en la cocina y después de la práctica regular se consigue cortar los vegetales de una forma limpia y rápida.
> Un suribachi: un bol de cerámica con ranuras que permite moler las semillas, los condimentos, hacer mochis, gomasio, gomawake, salsas, polvo de algas...

Sobre la cocina

> Sólo cocinando se puede aprender a cocinar. No se puede aprender a cocinar a través de un libro. Lo mismo que para aprender a nadar o a andar en bicicleta, se necesita practicar.
> Para cocinar bien un plato es necesario tener en consideración la presentación, el olor, el sabor. Estos aspectos sólo pueden ser aprendidos con la práctica. Es importante tomarse tiempo para aprender a cocinar con profesores macrobióticos cualificados y amigos más expertos.
> La culinaria macrobiótica es única. Los ingredientes son simples y la cocina es la llave para obtener comidas nutritivas, atrayentes y deliciosas.
> El cocinero tiene la capacidad de cambiar la cualidad de los alimentos.

Cocinar más tiempo, el uso de presión, sal, calor y tiempo forman la energía de los alimentos más concentrada.

Cocinar menos tiempo y usar poca sal preserva las cualidades más suaves y refrescantes de los alimentos.

Un buen cocinero controla la salud de las personas para las que cocina, variando los estilos culinarios.

Crea variedad en tu cocina

Crea variedad en tu cocina utilizando los siguientes métodos:
> *Selecciona alimentos dentro de las categorías siguientes: cereales, sopas, verduras, legumbres, algas, condimentos,* pickles, *bebidas y alimentos de uso ocasional.*
> *Utiliza diferentes estilos culinarios: cocer, cocinar al vapor, saltear, escaldar, hervir,* nishime, kimpira, *etc.*
> *Corta las verduras de diferentes formas.*
> *Varía la cantidad de agua utilizada.*
> *Varía la cantidad o el tipo de sazonamiento y condimentos utilizados.*

Razones para cambiar de alimentación

1. Si buscas mejorar tu peso y tu silueta, si quieres que correspondan al físico de la persona que tú quieres ser.
2. Si deseas aumentar tu energía y no sentirte fatigado física y psíquicamente.
3. Si quieres tener un sueño reparador y profundo sin la ayuda de los somníferos y despertares agradables sin la ayuda de excitantes.
4. Si tienes necesidad de resolver problemas de salud: migrañas, digestiones lentas, dolores, reuma, hipertensión...
5. Si tienes necesidad de tener una vida sentimental y relaciones más ricas, más serenas, con sentimientos más positivos frente a los otros y a ti mismo.
6. Si necesitas reforzar tu memoria y concentración, tener las ideas claras y mantener la continuidad de proyectos.
7. Si quieres vivir experiencias nuevas y buscas sin parar mejorar y desarrollar tus potencialidades.
8. Si aspiras a llevar una vida más natural, más equilibrada, más completa, una vida donde puedas encontrar y experimentar tu verdadera identidad.

9. Si piensas que es urgente proteger el medio ambiente, el equilibrio de los países en vías de desarrollo y el del planeta.

10. Si tu deseo más querido es el de preparar un futuro más feliz para tus hijos, para la sociedad y la humanidad entera.

Sal, aceite y pan, lo más fácil de cambiar

Este primer cambio es el más fácil pues no hay que dejar de comer nada, se trata simplemente de mejorar la calidad de los ingredientes de base. No obstante las repercusiones de este cambio son ya muy importantes: con la sal se toca la calidad de los minerales, con el aceite la calidad de las grasas y con el pan la de los hidratos de carbono.

La sal
Es el único elemento utilizado bajo la forma mineral en la alimentación, la sal tiene efectos poderosos sobre el organismo y una variación de unos pocos gramos tiene unas repercusiones importantes. Por esto es muy importante elegir bien la calidad y la cantidad de la sal utilizada.

Se encuentran en los comercios tres tipos de sal:

1. **La blanca refinada:** está formada por cloruro de sodio exclusivamente y aditivos para mantenerla seca.
2. **La sal marina bruta:** de color gris.
3. **La sal marina blanca:** solamente se ha lavado y posteriormente se ha secado.

Para la utilización cotidiana, la mejor es la sal marina blanca no refinada que conserva una gran cantidad de minerales y oligoelementos.

¿Cómo utilizarla? La sal utilizada en la cocción es mejor aceptada por el organismo que la que se toma en la mesa. No obstante, no todo el mundo tiene las mismas necesidades de sal; para reforzar el sabor salado existen numerosos condimentos salados que tienen ventajas sobre la sal, los iremos presentando en los capítulos siguientes.

Salar menos, salar mejor
Ya habíamos explicado que era mejor salar en la cocción que en la mesa. Hay una manera en que la sal es absorbida de una forma suave y progresiva por el organismo: combinada con la soja en un largo proceso de fermentación.

Los productos obtenidos, de excelente calidad nutritiva, son la salsa de soja y el miso. Utilizados en vez de la sal tienen la ventaja de sazonar los platos sin aportar tanta sal. De origen oriental, son muy conocidos por las cualidades que les confiere la soja y la fermentación que produce enzimas digestivas y desarrolla una flora intestinal sana.

El aceite
El aceite se extrae de semillas oleaginosas y es muy rico en ácidos grasos esenciales. En la cocina permite elevar la temperatura de la cocción y modificar el sabor de los alimentos. Es igualmente muy práctico para sazonar las ensaladas.

Nuestro criterio para un buen aceite:

> Elegir un aceite de primera presión en frío, es decir, obtenido por extracción mecánica, a baja temperatura, sin ayuda de disolventes químicos.
> Preferir a ser posible que los granos de los que se obtiene sean de cultivo biológico (cultivados y transformados sin abonos o productos de síntesis).

Existe una gran variedad de aceites, cada uno con unas propiedades particulares. Nosotros proponemos la siguiente elección:

Aceite de sésamo para la cocción. No se enrancia fácilmente, es bastante estable a altas temperaturas y su gusto poco pronunciado se adapta bien a la mayoría de las preparaciones.

Aceite de maíz para la repostería. Tiene un sabor que recuerda al de la mantequilla.

Aceite de oliva para las ensaladas, o para realzar ciertos platos por su sabor específico.

El pan

El consumo de pan, muy importante en el pasado, ha descendido enormemente en el curso de los últimos decenios y actualmente sólo existe en forma de pan blanco. Este pan hecho con harina desprovista de salvado y su preciado germen, así como de la mayoría de las vitaminas, minerales y oligoelementos, está constituido básicamente por almidón.

Por el contrario, el pan integral conserva todos estos preciados elementos.

Nuestros criterios para elegir un buen pan:

> De harina de trigo de cultivo biológico.
> Debe ser completo.
> Debe ser hecho con levadura madre (fermentación espontánea de la pasta).
> Debe ser cocinado en horno de leña.

Este pan se conserva varios días. Si se endurece se puede calentar al vapor. Puede servir para acompañar vuestros platos pero también puede ser la base de un plato completo.

Edulcorantes naturales

Reemplazar el azúcar por edulcorantes naturales.

¿Qué edulcorante podemos elegir para reemplazar el azúcar blanco? Entre otros, sacarina, aspartame, fructosa, azúcar integral, melaza, miel, malta de cereales, sirope de remolacha, jarabe de arce...

A la hora de elegir debemos considerar los siguientes aspectos: su origen (sintético, animal o vegetal), el clima del que proviene el producto, el tipo de azúcares que contiene, el grado de refinamiento que ha sufrido y finalmente su interés alimenticio.

Dentro de la óptica de una alimentación en la que recomendamos, en tanto sea posible, el consumo de alimentos naturales, eliminaremos todos los azúcares de síntesis como el aspartame o aquellos muy refinados como la fructosa.

El azúcar integral y la melaza son de origen tropical pero no han sufrido el proceso de refinado del azúcar blanco. Como conservan además buena parte de sus minerales y vitaminas son por lo tanto menos nocivos para la salud.

En cuanto al **azúcar moreno,** frecuentemente es azúcar blanco al que se ha añadido un poco de melaza.

La **miel** es muy apreciada entre aquellos que siguen una alimentación rica en productos naturales. Es verdad que es un producto elaborado naturalmente y poco transformado por el hombre. Pero no debemos olvidar sin embargo que es muy concentrada en azúcares simples, sobre todo fructosa, y que tiene un poder calórico superior al azúcar blanco; además su sabor es excesivamente fuerte.

El sirope de remolacha se obtiene a partir de una planta que crece en nuestros climas y se extrae de una forma natural, es un edulcorante muy interesante.

Las maltas de cereales son sin duda la mejor opción: malta de cebada, de arroz y malta de maíz, se elaboran naturalmente a partir de los cereales malteados y contienen azúcares completos. Son absorbidos lentamente por el organismo sin perturbar los niveles de glucosa ni crear hiperacidez ni desmineralización.

Son menos azucarados que la miel y tienen un sabor más neutro.

El único inconveniente es que son pegajosos, sobre todo la de cebada. Esto las hace un poco difíciles para untar. Para comenzar, la malta de maíz puede ser una buena opción.

Las frutas secas pueden ser un buen edulcorante para los postres. Tienen la ventaja de no haber sufrido ningún refinado y son por tanto alimentos completos (es muy importante que sean biológicas). Recomendamos sobre todo las que se producen en nuestro clima: pasas, orejones de albaricoque, de melocotón, manzana seca, pera seca...

Las castañas merecen una atención especial. Desde el punto de vista nutricional se parecen más a los cereales que a las frutas, sobre todo por su riqueza en azúcares complejos y por la proporción entre hidratos de carbono, grasas y proteínas.

En el pasado han jugado un papel importante en la alimentación de nuestro pueblo.

Se pueden consumir frescas o secas. En este caso los azúcares están concentrados por el efecto del secado.

Las confituras de frutas

Añadir azúcar a las confituras sólo se justifica si tenemos el paladar completamente deformado por la alimentación rica en sabores fuertes.

Las frutas son ricas en azúcares, y después de la cocción son más dulces todavía. La acidez que contienen algunas se puede suavizar añadiendo zumo de manzana o malta de maíz.

Las confituras sin azúcar son muy fáciles de hacer en casa si tenemos tiempo. En los establecimientos de productos naturales se encuentran con denominación 100 % fruta.

No debemos olvidar que incluso los edulcorantes de buena calidad no resuelven el problema del azúcar. La mejor malta de arroz no reemplazará jamás el aporte de azúcares lentos que nos da el arroz integral.

Recomendamos por tanto el consumo moderado de edulcorantes en nuestras comidas.

Problemas en riñón o riñones débiles, insuficiencia renal o personas en diálisis

Caldo de verduras dulces

Ingredientes:
> calabaza
> zanahoria
> cebolla
> col china (si no se encuentra, col normal)

Cuando no haya calabaza, que no hay todo el año, se añade nabo, nunca calabaza y nabo juntos.

Preparación:
Picar muy menudas un vaso de cada una de las verduras anteriores.

Poner a hervir tres litros de agua, añadiendo primero la cebolla y dejándola hervir dos minutos, pues es la más fuerte; a continuación se añaden el resto de las verduras dejándolas hervir 20 minutos con tapadera.

Se dejan reposar 15-30 minutos.

Forma de tomar:
Se **filtra** y se toma una tacita del caldo a la mañana, entre las 10 y 11 h, y otra a la tarde entre las 17.30 y 18.30 h. Se tomará calentito.

> No tomar espinacas, tomate, berenjenas, acelga, berza ni patatas; los espárragos con moderación, aunque si se hinchan los tobillos, están especialmente recomendados.
> No beber mucha agua, solamente si hay sed.
> El frío: es muy importante cuidar los pies fríos.
> La sal es el enemigo número uno de los riñones. Tomar poca sal y que ésta sea marina.
> No tomar Coca-Cola, café, medicamentos ni drogas. El café quema lentamente nuestra energía más ancestral, quema nuestra constitución que radica en los riñones.

> La proteína (carne de cualquier tipo) y el azúcar estropean los riñones lentamente.

> Cansarnos mucho o trabajar a disgusto afecta a nuestros riñones.

> El exceso de sexo o la promiscuidad afecta a los riñones.

> El trigo sarraceno es por excelencia el alimento de los riñones, da mucha vitalidad, es un cereal ideal para el riñón.

> El soba, unos fideos de trigo sarraceno y trigo o arroz son buenísimos para los riñones.

> Verduras: zanahoria, bardana, kuzu (raíz), dan mucha energía al riñón, a la vejiga y a los órganos sexuales.

> La *kimpira*, un derivado de la raíz de bardana, es buena para el riñón.

> Las azukis, alubias, son muy buenas para los riñones contraídos y la sexualidad.

> La zanahoria, la bardana y el lotus están indicados para cuando se está muy cansado.

> Azukis + Daikon + Shiitake + Kombu cocidos en cinco partes de agua son especiales para los riñones.

> Aplicar compresas de jengibre a los riñones de vez en cuando.

> Tomar todos los días una pequeña cantidad de algas, son buenas todas: iziquis, wakame, arame, etc., especialmente la kombu y el shoyu, una salsa de soja con cereales, etcétera.

> Las castañas son muy recomendadas, es la fruta especial para el riñón y la vejiga.

> Las azukis con castañas, en puré, son geniales para los riñones.

> El arroz dulce con castañas, en puré o como paella más zanahoria, es ideal.

> Hay que cocinar con poca sal.

> **Forma de cocinar:** todos los alimentos se deben cocinar con fuego muy bajo (difusor) y largo tiempo.

Remedio macrobiótico compuesto de té de tres años, umeboshi y kuzu

Disolver una cucharadilla de café de kuzu en una taza de té frío. Añadir una cucharadita de puré o una ciruela entera de umeboshi (si resulta fuerte tomar la mitad). Calentar removiendo sin que hierva ni cambie de color o textura. Queda como una sopa salada un poco espesa.

Se toma a cucharaditas, ensalivando mucho antes de tragar. Tomar una taza al día durante tres semanas y tres tazas a la semana el resto del tiempo.

Indicado en:
> Bajón de defensas.
> Catarros, gripes.
> Estreñimiento con hemorroides.
> Mucosidad en pecho, flemas, mocos: ayuda a disolverlos.
> Sinusitis.
> Infecciones: orina, garganta, intestinales, colitis ulcerosas, colon irritable, rectocolitis.
> Flora intestinal deficiente y pobre.

El té de tres años es una variedad de té «viejo». Al cabo de los tres años la teína prácticamente ha desaparecido.

Tenemos tres variedades de té de tres años: bancha, kukicha u ojicha.

Podemos tomar el que más nos guste. Es una bebida altamente remineralizante: tiene siete veces más calcio que la leche de vaca.

Tonifica sin excitar y es un poderoso alcalinizante de la sangre.

Estando en perfecto estado de salud se recomienda tomarlo para que la flora intestinal se conserve en buen estado.

Recetas útiles

SOPA DE PAN

Ingredientes:

300 g de rape	1 cucharada de perejil picado
250 g de cebolla	1 hoja de laurel
150 g de zanahoria	½ cucharada de tomillo
250 g de puerros	2 cucharaditas de sal marina
1 diente de ajo	1 cucharadita de aceite de oliva

La sopa en plato único, como en el tiempo de nuestros abuelos. Satisfactoria, tonificante y sana, facilita el trabajo de la cocinera.

1. Lavar el pescado y ponerlo en una cacerola con 1,5 litros de agua, el laurel y el tomillo. Llevarlo a ebullición y cocer durante diez minutos más o menos, hasta que el pescado esté cocido, después quitar las espinas y reservar el pescado en un bol.
2. Pelar las cebollas, lavar las zanahorias y los puerros. Cortar las cebollas en láminas finas, las zanahorias en rodajas y los puerros en trozos de dos o tres centímetros. Cortar el ajo fino.
3. Rehogar en una sartén las cebollas, las zanahorias, los puerros y el ajo con el aceite durante 5 minutos. Añadir el agua de cocción del pescado sobre las verduras y dejar cocer suavemente durante 10 minutos.
4. Cortar el pan en láminas finas. Añadir el pescado a la sopa y dejar cocer durante dos o tres minutos. Añadir el perejil picado.
5. Disponer el pan en el fondo del plato o del bol y añadir la sopa encima.

PAN CON BERZA

Ingredientes:

250 g de pan integral	2 cucharaditas de aceite de oliva
350 g de col	½ cucharadita de sal marina
75 g de cebolla	½ cucharadita de comino
1 cucharada de perejil picado	

El gusto de este plato tradicional se enriquece por la utilización de la sal marina no refinada y el pan completo. Puede reemplazarse la col por cualquier verdura.

1. *Cortar el pan en cubos, quitando la corteza si está muy dura o quemada. Se pone en una ensaladera y se echan encima dos boles de agua caliente.*
2. *Cortar y lavar la col en láminas finas. Pelar una cebolla y cortarla en medias lunas. Rehogar durante diez minutos la col y la cebolla en una sartén con aceite, sal y comino.*
3. *Deshacer los trozos de pan con un tenedor y después mezclarlos con la col. Cocinar a fuego lento durante cinco minutos. Remover, espolvorear con perejil y servir.*

Si preferís una textura más cremosa, poned una tapa en la cazuela antes de haber añadido el pan y dejar mezclar a fuego suave con un difusor durante 15 minutos. Luego espolvorear con perejil y servir.

PUDIN DE PAN PERDIDO

Ingredientes:

350 g de pan integral
2 manzanas

1 bol de nueces peladas
aceite de maíz o sésamo
de primera presión

2 boles de zumo de manzana
½ cucharadita de canela

½ bol de pasas secas

Este postre sencillo y ligero, hecho sin grasas, puede servir para un día de fiesta si utilizamos un molde adecuado. Lo decoraremos con gajos de manzana cocida y algunas nueces.

1. *Se corta el pan en rebanadas y después en cubos. Si está muy duro, se calienta al vapor durante unos minutos para que se ablande. Se coloca en una ensaladera.*

2. *En una cacerola, llevar a ebullición el zumo de manzana, las pasas secas y la canela. Añadir el líquido hirviendo con las pasas sobre el pan. Poner una tapa y dejar reposar durante dos horas aproximadamente.*

3. *Romper las nueces en dos o tres trozos. Pelar y quitar el corazón de las manzanas y rallarlas. Poner a calentar el horno. Aceitar el molde con aceite de maíz.*

4. *Mezclar las nueces, el pan y las manzanas y disponer la preparación en un molde. Cocer al horno, cubierto con papel de aluminio durante 35 minutos. Después, se quita el papel y se deja cocer 10 minutos más.*

5. *Dejar enfriar en el mismo molde. Desmoldar, cortar y servir. Este pudin está aún mejor si se prepara la víspera.*

LECHE DE ALMENDRAS

Remojar las almendras crudas durante unos instantes en agua hirviendo para poder retirar la piel. Triturar en la batidora con un poco de agua y filtrar para separar la pulpa del líquido.

De las leches vegetales, es la más grasa de todas, por lo tanto va muy bien con los cereales para enriquecerlos.

SÉMOLA DE TRIGO CON ALMENDRAS

Ingredientes:

½ bol de sémola de trigo	2 cucharaditas de almendras
¼ de cucharadita de sal marina	1 cucharadita de malta de arroz o cebada

Si remojamos la sémola la víspera, podemos reducir el tiempo de cocción por la mañana. De no hacerlo así cocinaremos el cereal durante 25 minutos.

1. *La víspera, remojar la sémola en agua. Para quitar la piel de las almendras, ponerlas en agua hirviendo durante un minuto. Quitar la piel y escurrir. Reservar las almendras en un bol.*
2. *Por la mañana, añadir la sal y las almendras a la sémola y llevarlo a ebullición removiendo con una espátula de madera.*
   Cuando la mezcla espese, añadir eventualmente la malta de arroz. Bajar el fuego, colocar un difusor y dejar mezclar durante 15 minutos.
3. *Servir con un poco de confitura o malta de cereales.*

Las almendras son uno de los frutos más interesantes. Tienen menos grasa que las nueces y las avellanas y son muy ricas en minerales, sobre todo magnesio y calcio.

PATÉ VEGETAL

Ingredientes:

300 g de pan seco en dados	1 cucharadita de tomillo seco
1 cebolla	1 cucharada de miso
2 dientes de ajo	3 cucharadas de aceite de oliva
1 bol de ramas de apio en dados	1 pincelada de sal marina
¼ de bol de perejil picado	1 bol de nueces

Servir este paté en rebanadas acompañado de ensalada. Para variar, se pueden pasar las rebanadas por un poco de harina y freírlas en la sartén.

1. Poner el pan en una fuente. En una cacerola, se ponen a hervir dos boles de agua, el tomillo y el miso. Echar este líquido sobre el pan, taparlo y dejarlo a remojo durante una hora.
2. Pelar la cebolla, el ajo, y cortarlos finamente. Calentar el aceite en una sartén, añadir la cebolla, el ajo, el apio y la sal. Rehogar durante cinco minutos.
3. Tostar las nueces en el horno caliente durante 5 minutos. Picarlas gruesas y bajar la temperatura.
4. Mezclar todos los ingredientes. Aceitar un molde con aceite de oliva y añadir la pasta. Cocer al horno durante una hora.
5. Desmoldar y dejar enfriar en una bandeja antes de consumirlo. Este paté sabe mejor si lo hacemos la víspera.

SOPA PAISANA

Ingredientes:

1 zanahoria	1 rama de apio
1 cebolla	1 cucharada de sémola
1 cucharadita de miso	de trigo

Para esta sopa clásica el miso juega un papel habitualmente confiado al caldo de carne o al cubito de verduras. Da un sabor profundo sin materias grasas, toxinas, ni exceso de sal refinada.

1. *Lavar la zanahoria y el apio y cortarlos en cubos. Pelar la cebolla y cortarla por la mitad de arriba abajo y después en láminas.*
   Poner las verduras con la sémola de trigo y dos boles de agua en una cacerola. Llevar a ebullición y después dejar cocer suavemente con una tapa durante 20 minutos.
2. *Pasar el contenido de la cacerola por un pasapurés de paso fino o batidora. Pasar la sopa de nuevo a la cacerola.*
   En un bol diluir el miso con un poco de sopa y añadirlo a la cazuela.
3. *Calentar suavemente, sin hervir, durante uno o dos minutos y después servir con costrones de pan frito si se quiere o simplemente con pan frito.*

PUDIN DE ALGARROBA

Ingredientes:

½ bol de copos de avena pequeños	1 pizca de sal marina
¾ de bol de algarrobas en polvo	1 cucharadita de vainilla líquida
	3 cucharadas soperas de puré de avellanas

Esta crema chocolateada es muy fácil de hacer en gran cantidad para postres.

1. *Poner todos los ingredientes (salvo la vainilla y el puré de avellanas) en la cacerola junto con cuatro boles de agua. Colocar al fuego hasta que rompa a hervir, removiendo constantemente. Bajar el fuego y cocer con tapa y difusor de calor durante 20 minutos.*
2. *Añadir la vainilla y el puré de avellanas. Pasar la crema por un pasapurés y servirla en copas individuales o en una cacerola.*
   Decorar si se prefiere con algunas avellanas tostadas en una sartén seca. Se puede endulzar.

PASTELILLOS DE COPOS DE AVENA

Ingredientes:

2 boles de copos de
   avena pequeños
½ bol de pasas
1 bol de zumo
   de manzana
aceite de sésamo

1 bol de harina integral

¼ de cucharita de sal marina
¼ de bol de aceite
   de maíz

Más blandos y menos grasos que los *biscuit* y *cookies* a la americana, serán muy útiles como tentempié durante la mañana o como postre.

1. *Poner los copos y la harina en una cacerola y mezclarlos. En otro recipiente lavar las pasas y escurrirlas. Añadir a las pasas la sal, el zumo de manzana y el aceite de maíz. Precalentar el horno.*
2. *Echar el contenido del recipiente con las pasas al de los copos y la harina. Mezclar.*
3. *Repartir con una cuchara la pasta en pequeños mon-*

toncitos sobre una bandeja, aplastarlos con la cucha-
ra hasta que tengan un espesor de unos 8 mm.

4. *Cocer al horno durante 25 minutos. Dejar enfriar*
   y guardar en un recipiente hermético para comer
   cuando se desee.

CAFÉ DE CEBADA AL ANÍS

Ingredientes:
2 cucharaditas de malta
2 trozos de anís estrellado
1 cucharada sopera de malta de cebada o miel

**El anís aporta un sabor dulce y perfumado al café y
la malta de cebada un ligero gusto a caramelo. Es
una bebida buena fría o caliente.**

1. *Poner el café de malta y el anís en una cacerola con*
   un bol y medio de agua y cocer durante 10 minutos.
2. *Añadir la malta de cebada, calentar durante un mi-*
   nuto y después filtrar.

COPOS DE CEREALES CON LECHE
DE ALMENDRAS

Ingredientes:
1 cucharada de puré
de almendras blanco
2 cucharaditas de pasas
secas
½ bol de copos de cereales
tostados

2 cucharaditas
de malta de arroz
1 pincelada de sal
marina

En esta receta la leche de almendras reemplaza a la leche de vaca. También podemos usar leche de soja diluida o no.

1. *Llevar a ebullición un bol y medio de agua. Disponer en un bol la malta de arroz y las pasas secas y añadir encima medio bol de agua hirviendo. Cubrir con un plato.*
2. *Utilizar el resto del agua para diluir el puré de almendras. Poner esta leche en una cacerola con la sal, las pasas y la malta. Llevarlo a ebullición.*
3. *Echar el contenido de la cacerola sobre los copos y dejar reposar 10 minutos, antes de servir. Para hacer la leche de almendras usar una cucharada de puré de almendras en un bol de agua.*

GRANOLA

Ingredientes:

2 boles de copos de avena pequeños	¼ de bol de semillas de girasol
¼ de bol de aceite de sésamo	1 cucharadita de vainilla líquida
¼ de bol de semillas de sésamo	½ bol de almendras
¼ de bol de miel	1 pizca de sal marina
¼ de bol de pasas	½ bol de harina tamizada

Puede servirse como desayuno, como postre o como decoración de una compota. También se puede llevar cuando viajemos...

1. *Se mezclan los cinco primeros ingredientes en una fuente. Se mezclan los otros en una cacerola y se calientan un poco para fundir la miel.*

2. Se echa el contenido de la cacerola en la fuente y se mezcla todo bien. Ponemos a calentar el horno, aceitamos una bandeja metálica y extendemos toda la mezcla.

3. Se cuece durante 30 minutos al horno, removiendo el contenido cada 10 minutos para que la granola no se queme por los lados. Se deja enfriar en la bandeja del horno y después se guarda en un recipiente de cristal cerrado.

Se conserva varias semanas.

LECHE DE ALGARROBA

Ingredientes:
1 bol de leche de avena
2 cucharadas de polvo de algarroba
1 cucharada de malta de cebada

Esta leche de avena rica y cremosa, sin grasa, puede servir como desayuno o como postre rápido.

1. Poner la leche de avena en una cazuela. Pasar la algarroba por un tamiz o colador para deshacer los eventuales grumos.

2. Cocer a fuego lento durante 10 minutos y después añadir la malta de cebada y un cuarto de bol de agua o zumo de manzana si se desea un poco más dulce.

3. Dejar calentar durante uno o dos minutos y servir. Esta bebida puede igualmente servirse fría.

PANECILLOS CON SÉMOLA DE MAÍZ

Ingredientes:

3 boles de sémola
de maíz
½ bol de aceite de maíz
de primera
presión en frío

3 boles de harina
integral tamizada
1 cucharadita de sal
marina

Se pueden preparar estos panecillos la víspera en previsión de un desayuno de domingo, por ejemplo. Podemos calcular el tiempo de fermentación y servirlos calientes. Son deliciosos.

1. Mezclar la sémola y la harina en una ensaladera, calentar ligeramente dos boles de agua con aceite y sal. Añadir el líquido en la ensaladera y mezclar bien.

2. Amasar la pasta durante dos o tres minutos. Poner la masa en la ensaladera cubierta con un paño húmedo en un ambiente templado (20 °C o 30 °C) por ejemplo sobre un radiador. Dejar fermentar entre 12 y 18 horas.

3. Formar bolas con la pasta sin manipular demasiado y disponerlas sobre una placa aceitada o un molde de panecillos redondos.
   Dejar hinchar durante una hora más o menos y después cocer al horno durante 30 minutos.

Servir caliente o dejar enfriar en la parrilla.
Este pan de maíz es siempre mejor tomarlo caliente. Se puede calentar al vapor.

PASTEL DE FRUTOS SECOS

Ingredientes:

½ bol de aceite de maíz
½ dosis de azafrán
2 boles y ¼ de harina
   integral tamizada
3 boles y ¼ de copos
   de avena pequeños
1 bol de avellanas
1 bol de pasas rubias
½ cucharadita
   de sal marina

¼ de bol de malta
   de maíz
2 cucharaditas de
   canela en polvo
½ cucharadita
   de jengibre
¼ de bol de pasas
   morenas
1 bol y ½ de zumo
   de manzana

Para decorar: 1 cucharada de malta de maíz

Este pastel delicadamente especiado y rico en frutos secos está inspirado en uno tradicional inglés con huevos, azúcar y mantequilla.

1. *Echar dos cucharadas soperas de aceite en la sartén. Poner la harina en una fuente y mezclarla con el resto del aceite.*
2. *Tostar los copos en una sartén con el aceite, removiendo con una paleta de madera durante tres minutos aproximadamente. Añadir los copos a la fuente y mezclar. Añadir las avellanas.*
3. *Remojar las pasas rubias y las morenas. Ponerlas en una cacerola con el resto de los ingredientes. Calentar ligeramente removiendo con una cuchara para disolver la malta y la sal.*
4. *Calentar el horno. Echar el contenido de la cacerola en la fuente. Mezclar rápidamente. Aceitar el molde y echar la pasta.*
5. *Cocer el pastel durante una hora. Si se quiere decorar, fundir la malta en una cazuela y extenderla encima del pastel cinco minutos antes de que termine la cocción.*
6. *Dejar enfriar y desmoldar.*

MINESTRONE CON GARBANZOS

Ingredientes:

1 cebolla cortada en láminas	2 cucharadas de miso
1 bol de zanahorias en dados	15 cm de alga kombu
1 bol de ramilletes de coliflor	1 cucharadita de albahaca seca
1 diente de ajo picado	½ cucharadita de sal marina
1 cucharadita de perejil picado	200 g de macarrones
½ bol de apio en dados	1 cucharada de aceite de oliva
	1 bol de garbanzos

El miso se liga particularmente bien con el aceite de oliva para el sazonamiento de platos de inspiración mediterránea. Pero podemos utilizar igualmente el tamari.

1. *Remojar los garbanzos cubriéndolos abundantemente con agua durante 8 horas mínimo. Tirar el agua y poner los garbanzos con dos boles de agua y el alga kombu. Cocer a presión durante 45 minutos.*
2. *Retirar el alga kombu y cortarla en cuadrados. Poner la kombu en una cacerola con los garbanzos y el caldo de la cocción, la sal, las cebollas, las zanahorias, la coliflor, el ajo, el apio y la albahaca. Añadir luego seis boles de agua y llevar a ebullición.*
3. *Añadir los macarrones. Cocer durante 15 minutos. Diluir el miso en un bol de agua. Añadir el miso y el aceite en la sopa y dejar durante un minuto. Servir con perejil picadito.*

Si vais a preparar esta sopa con anterioridad, cocer la pasta separadamente. Escurrirla bien y cocer las verduras con el caldo. Añadir los macarrones al final, justo antes de servir para que no queden demasiado blandos.

SOPA DE GUISANTES Y APIO

Ingredientes:

1 bol de apio en dados	½ puerro
1 bol de guisantes	15 cm de alga kombu
2 cucharadas de miso	1 cucharada de tahin blanco o de puré de almendras blanco

El sabor ligeramente picante del apio contrasta muy bien con lo dulce de los guisantes en esta sopa cremosa tan nutritiva.

1. Remojar los guisantes bien cubiertos de agua durante una hora cuando no sea posible conseguirlos frescos. Durante este tiempo remojar el alga kombu en un bol de agua y cortarla en dados.
2. Poner los guisantes, la kombu con el agua del remojo y el apio con tres boles de agua en una olla a presión. Cocer durante 45 minutos.
3. Lavar el puerro y cortarlo en laminillas finas. Añadirlo con un bol de agua a la sopa y cocer sin tapa durante 5 minutos.
4. Diluir el miso y el tahin con un poco de sopa. Añadirlos a la sopa, calentar sin hervir durante dos o tres minutos y después servir.

HAMBURGUESAS DE AZUKIS

Ingredientes:

½ bol de alubias azukis	10 cm de alga kombu
1 bol de copos de avena pequeños	2 cucharaditas de tamari
1 cucharada de tamari	½ bol de harina integral

Estas hamburguesas constituyen un plato completo que puede ser servido como plato único simplemente acompañado de una ensalada para una comida ligera.

La pasta se puede hacer con anterioridad y guardarla en el frigorífico hasta el momento de la comida.

1. *Remojar las azukis con la kombu en dos boles de agua toda la noche. Cocer a fuego suave durante una hora y media. Pasar por el pasapurés. Dejar reposar durante 30 minutos por lo menos para que los copos absorban todo el líquido.*

2. *Poner la harina en un plato. Hacer bolas de pasta que estará bastante blanda, pasarlas por la harina y después aplastarlas en forma de galletas.*

3. *Poner aceite en una sartén, freír las galletas durante cinco minutos por cada lado. Servir.*

Estas hamburguesas se pueden cocer de antemano y recalentarlas en una sartén sin aceite.

ARROZ INTEGRAL CON GARBANZOS

Ingredientes:

2 *boles de zanahoria en dados*
½ *bol de garbanzos*
1 *cucharada de aceite de oliva*
1 *cucharadita de tomillo*

1 *cucharada de perejil picado*
3 *boles de arroz completo*
1 *cucharadita y media de sal marina*

Los restos de este plato pueden servir como base para una excelente ensalada, sazonarla con vinagre de tamari.

1. *Remojar los garbanzos durante 12 horas. Escurrirlos tirando el agua del remojo. Lavar y escurrir el arroz.*
2. *Poner el aceite en una olla a presión y rehogar el arroz durante cinco minutos. Añadir las zanahorias, la sal y el tomillo. Rehogar durante uno o dos minutos y añadir los garbanzos.*
3. *Añadir seis boles de agua en la olla a presión. Cuando la válvula comience a dar vueltas, cocer con el difusor durante una hora.*
4. *Quitar la olla del fuego, abrir y pasar el contenido a una fuente y servir. Espolvorear con perejil picado.*

LENTEJAS CON NUECES

Ingredientes:

1 cebolla	*10 cm de alga kombu*
1 bol de lentejas verdes	*1 ½ cucharita de miso*
½ bol de nueces peladas	*¼ de bol de cebollas verdes picadas*

Podéis jugar con la textura de las lentejas: con más agua obtendréis una sopa y con menos una pasta para untar. En este caso se pasan las lentejas por el pasapurés antes de añadir las nueces.

1. *Lavar las lentejas y remojarlas en tres boles de agua con el alga kombu durante tres horas. Pelar la cebolla y cortarla en dados.*
2. *Poner la cebolla, las lentejas, la kombu y el agua del remojo en una cacerola, llevarlo todo a ebullición y dejar cocer con tapa durante una hora.*
3. *En una cacerola aplastar ligeramente las lentejas con un pilón para espesarlas y deshacer la kombu. Tostar nueces en seco durante tres o cinco minutos en la sartén y después, machacarlas. Disolver la cucharada y media de miso, recordando que ya no tiene que volver a hervir.*

ARROZ CON MAÍZ DULCE

Ingredientes:

250 g de cebollas
1 bol de olivas verdes
rellenas de pimiento rojo
1 cucharada de perejil
picado
2 boles de arroz integral
de grano corto

15 cm de alga kombu
1 cucharada de aceite
de oliva
2 cucharaditas de sal
marina
¾ de bol de maíz dulce

El método de cocción descrito para este arroz permite un resultado muy blando y dulce. Esta versión a la italiana es muy coloreada y rápida de preparar, pero podéis variar las legumbres a voluntad para obtener sabores diferentes.

1. Lavar el arroz y remojarlo con seis boles de agua con alga kombu durante tres horas o toda la noche. Pelar la cebolla y cortarla en dados, saltearla con aceite en una cazuela durante uno o dos minutos.

2. Escurrir el arroz guardando el agua del remojo. Añadir el arroz a la cazuela y rehogar durante un minuto. Añadir el maíz, el alga kombu y el agua del remojo.
Llevar a ebullición.

3. Escurrir las olivas y añadirlas así como el agua del bote de maíz. Poner la tapa y cocer a fuego lento durante hora y media.

4. Retirar el alga kombu y guardar para otro uso. Decorar con perejil picado.

Glosario

ACEITE: Usaremos sólo el indicado en nuestras recetas, si es de oliva será de calidad virgen extra. Si es de sésamo, maíz... será de primera presión en frío. Si es posible deberán ser biológicos.

AZUKIS (legumbre): Es una variedad de judía que por su contenido nutricional está especialmente indicada para tratar problemas de riñón, así como para intestinos sensibles y delicados. Se preparan como cualquier otra legumbre. Son unas alubias de color rojo oscuro, pequeñas y redondas. Originarias de Japón, se cultivan actualmente en Estados Unidos y Europa. Se venden sólo en establecimientos de productos naturales.

Es notable su gran digestibilidad. Son particularmente recomendables para los intestinos sensibles o debilitados. Tienen un gusto tan suave que incluso pueden utilizarse en los postres.

CAFÉS DE CEREALES: Llevan además de cebada otros cereales, legumbres, bellotas, achicoria. Son unos buenos tónicos del riñón y no tienen efecto estimulante. Deben usarse con moderación.

CHUCRUT (col): Es la más conocida y disponible de las hortalizas fermentadas. Se puede comprar o preparar en casa. Se puede cocinar unos minutos a fuego suave y mantiene todas sus propiedades. Es una fuente excelente de vitamina C. Debemos tomar una pequeña cantidad en cada comida (el equivalente a una cucharada).

Es un excelente alimento para los intestinos, reduce eficazmente el colesterol y regenera la flora intestinal.

CUSCÚS: Es una sémola de trigo.

ESPAGUETIS SOBA: Son una variedad de pasta elaborada con trigo sarraceno. Es un cereal calentador y excelente para sacar líquido del cuerpo cuando hay retención, edemas, etcétera.

GOMASIO: Es una mezcla de sésamo tostado molido y sal marina. Ayuda a mejorar la circulación. Es un buen aporte de proteínas, remineraliza el organismo, fortalece el sistema nervioso, alivia la fatiga en general y los dolores de cabeza, es una excelente fuente de calcio.

HONGOS SHIITAKE: Son una variedad de setas con conocidos efectos terapéuticos en problemas cardiovasculares y «desintoxican» cuando hemos comido muchos alimentos animales: huevos, carne, cerdo... Los tomaremos en sopas y con verduras para ayudar al cuerpo a desintoxicarse.

JENGIBRE: Es una raíz de sabor picante que se usa tanto en la cocina como en preparaciones externas por su efecto calentador.

KUZU: Es el almidón obtenido de la raíz de una planta. Es un remedio excelente para las mucosas tanto digestiva como respiratoria. Proporciona vigor a las personas débiles. Se debe disolver siempre en agua, té de tres años o líquidos fríos y calentarlo después. Hay que remover para que no se formen grumos. Usaremos una cucharadita por taza de agua.

MALTA: Es la cebada tostada usada tradicionalmente como el café de ahora.

MIEL DE CEREALES: Son el resultado de la fermentación natural del arroz, cebada, trigo y maíz. Nos permite obtener el azúcar (las maltosas) del cereal gracias a los microorganismos, que hacen la predigestión de los almidones. Son alimentos vivos e integrales. No desmineralizan y tienen enzimas y lactobacilos, por lo tanto nos ayudan a digerir y procesar mejor los alimentos. Igual que el miso, regeneran la flora intestinal, sólo que su sabor es dulce en vez de salado. Es el sustituto ideal de cualquier edulcorante, incluida la miel de abeja.

MISO: Se llama miso a la pasta de soja fermentada generalmente con cereales, sal marina y agu. En el mercado existen diferentes tipos de miso, nos interesa que no estén pasteurizados. Los análisis revelan que es un estupendo alimento rico en proteínas, hidratos de carbono, grasas, minerales y vitaminas. En su composición entran también algunos aminoácidos esenciales para la regeneración orgánica y celular. Además el miso contiene enzimas y lactobacilos que tienen la capacidad de transformar y producir nuevos elementos nutritivos en los intestinos, es decir, él mismo tiene la facultad comprobada de recomponer nuestra flora intestinal solucionando problemas de flatulencia, descomposición y fiebres intestinales.

Alcaliniza y limpia la sangre de impurezas, efectos nocivos del tabaco y del alcohol, problemas de piel y alergias en general.

Para el uso del miso tanto en sopas como en salsas debemos diluirlo en líquidos calientes que no deberán hervir. Es conveniente cocinarlo un poco. Una dosis adecuada es una cucharadita de café por cada taza de sopa.

NABO DAIKON: Es un nabo blanco que se consume fresco o seco. Es excelente para la eliminación del exceso de agua en los tejidos y ayuda a disolver la grasa estancada. Si usamos nabo seco, tomaremos el equivalente a una cucharada sopera en cada comida.

PAN: Debe de ser integral auténtico, es decir, elaborado con la harina completa de trigo biológico y con la levadura madre.

PICKLES: Son verduras lactofermentadas. La fermentación láctica tiene gran interés para la alimentación y para la salud: hace los alimentos más digestivos, mejora a menudo su valor nutritivo, mantiene la flora intestinal sana.

SAL: Utilizaremos siempre la sal marina sin refinar. Es indiferente que sea gruesa o fina. Siempre en la cocción, nunca directamente en los platos.

SALSIFÍ: Es una verdura de raíz, como una zanahoria larga de color oscuro por fuera, la pulpa es blanca como la del nabo, el sabor es neutro, es excelente como depurativa de la sangre.

SEITÁN: El seitán no es más que el gluten del trigo (donde se halla la práctica totalidad de sus proteínas), hervido durante una hora y media con salsa de soja y algas kombu básicamente. Es un alimento altamente proteico y de gran digestibilidad, pobre en grasas y en hidratos de carbono. No está indicado para celíacos.

	SEITÁN	*BUEY*	*CERDO*
Proteínas	24,7	20	16
Hidratos de carbono	3,7	0	0
Materias grasas	0,3	13	2,4
Minerales	1,05	2,03	2,12
Sal	0,78	4,5	4,5

TAHIN: Se hace a partir del sésamo blanco moliendo las semillas en un mortero. Es de origen mediterráneo, muy apreciado en Oriente Medio. Es rico en ácidos grasos y aminoácidos esenciales, en particular lecitina y fosfolípidos, que son alimentos del sistema nervioso. Fortalece la memoria y la claridad del espíritu. Tiene gran contenido en calcio, sus aceites son cardiosaludables.

TAMARI: Es un líquido obtenido también por lacto-fermentación de la soja. También puede llevar en su composición trigo y entonces se llama shoyu. Igual que el miso debe ser de fermentación natural y no pasteurizado. Su utiliza igual que el miso, al final de la cocción, añadiendo unas gotitas sobre las verduras, legumbres... Los efectos terapéuticos del tamari son similares a los del miso.

TÉ DE TRES AÑOS: Es una variedad de té «viejo». Al cabo de los tres años la teína prácticamente ha desaparecido. Tenemos tres variedades: kukicha, bancha y ojicha, podemos tomar el que más nos guste. Es una bebida altamente remineralizante, tiene siete veces más calcio que la leche de vaca. Tonifica sin excitar y es un poderoso alcalinizante de la sangre.

TEKKA: Es un condimento muy concentrado de color negro y de sabor parecido al del miso. Está elaborado a base de verduras cocinadas largo tiempo. Se usa en muy pequeñas cantidades y tiene efecto fortalecedor, tanto cuando hay decaimiento general como cuando hay anemia. Excelente en el tratamiento de cistitis, infecciones vaginales por hongos o bacterias.

TOFU: El tofu es el cuajo que se obtiene al cortar la leche de soja, por lo que también se le conoce como «queso de soja». Su aspecto, su textura y su gusto suave recuerdan efectivamente al queso fresco. Es bajo en calorías. Permite eliminar los depósitos de colesterol que hay en el organismo. Es rico en minerales y vitaminas. Puede contener hasta un 23 % más de calcio que la leche de vaca. En nuestros platos sería el sustituto de los alimentos animales.

UMEBOSHI: Las umeboshi son unas ciruelas fermentadas con sal marina durante un mínimo de tres años. Estimulan el intestino, el hígado y la vesícula biliar. Alcalinizan la sangre y aumentan las defensas. Son un alimento altamente descontaminante.

VINAGRE: Es el resultado de la fermentación acética de diversas sustancias. Usaremos los de menor acidez. Todos deben ser de fermentación natural.

> Vinagre de arroz 4,5°
> Vinagre de manzana 5°
> Vinagre de umeboshi 2,6°
> Vinagre de vino 6-7°

· MEDICINA INTEGRAL ·

Crecimiento, mantenimiento y deterioro de nuestro cuerpo

Todos vivimos en un piso o una casa. En su interior desarrollamos nuestra vida con mayor o menor comodidad. Nuestra vida también tiene su casa, y esa estancia es nuestro cuerpo. Cuanto mejor cuidemos el cuerpo, más «a gusto» estará la vida y permanecerá durante más tiempo. Si no cuidamos nuestro organismo, en lugar de una casa o un palacio, será una chabola, y la vida pierde calidad surgiendo la enfermedad por cualquier esquina.

La esperanza de vida o ciclo vital de la mayor parte de la población es de 75 años para los hombres y casi 80 años para las mujeres. Desde antiguo se viene dividiendo el ciclo vital de los seres humanos en tres etapas consecutivas: crecimiento y desarrollo, mantenimiento y envejecimiento. En el caso de la mujer podemos concretar un poco más si tenemos en cuenta los hechos fisiológicos más relevantes en las diferentes etapas de la vida: crecimiento y desarrollo hasta los 18-20 años; mantenimiento y fertilidad hasta los 40-45 años; menopausia y posmenopausia hasta los 55 años y, finalmente, envejecimiento.

Durante la primera etapa todos y cada uno de los órganos y aparatos de nuestro cuerpo aumentan su tamaño y perfeccionan sus funciones hasta alcanzar la madurez allá por los 18 años, un poco antes en las mujeres que en los hombres. En ese momento cesa el crecimiento, el sistema nervioso y las funciones intelectuales han madurado por completo, el aparato genital posee una notable capacidad reproductiva, etc. Es en este período de la vida cuando estamos dando lugar a las características definitivas y el potencial máximo de los pulmones, del corazón, de la densidad de los huesos, del número de adipocitos o células grasas de nuestro cuerpo... Por ejemplo, la mayor o menor densidad de los huesos que seamos capaces de conseguir para los 20-22 años constituirá nuestro «capital óseo», nunca tendremos más que en ese momento de la vida. En suma, es durante este tiempo cuando «construimos la casa de nuestra vida». A partir de los 35-40 años comenzaremos a perder hueso de ese capital. Aquellos que doten de menos calcio a sus huesos, tendrán problemas con mayor facilidad.

Otro ejemplo de la trascendencia de esta primera época de la vida son los adipocitos o células grasas del cuerpo. El número de adipocitos que nos acompañarán durante toda la vida se fija en la pubertad. Aquellos que tiendan al sobrepeso o a la obesidad en esta etapa, les resultará más difícil controlar su peso el resto de la vida.

En la segunda etapa, o etapa de mantenimiento, debemos conservar nuestro organismo en buenas condiciones, procurando una buena alimentación, actividad física regular, reducir hábitos como el tabaco, alcohol, exceso de café o de sol, evitar el estrés... Todos estos factores y costumbres facilitan la producción de mayor cantidad de la llamada «basura celular» o radicales libres. Estos radicales, si el cuerpo no los neutraliza con una buena alimentación (fruta, verduras, hortalizas), actividad física y control de peso, deterioran inexorablemente y de forma precoz el cuerpo humano. En el caso de la mujer esta etapa de mantenimiento también muestra la mayor capacidad de fertilidad. Se considera que es máxima a los 25 años, disminuye en un 70 % a los 35 años y desaparece completamente en la menopausia. Lo fundamental en esta etapa es conservar el organismo. No podremos mejorar sus características, pero sí evitar un cierto adelanto del envejecimiento. Aquellas personas que tratan de forma inadecuada su organismo comienzan a envejecer a los 30-35 años, sobre todo en lo que se refiere a la actividad pulmonar y de los sistemas nervioso y cardiovascular (corazón y grandes vasos).

La tercera fase, o fase de la menopausia, es propia de la

mujer y debemos considerarla como un proceso fisiológico normal, que genera ciertos cambios en la forma y función de algunos de sus órganos, no sólo del aparato genitourinario, sino también del corazón, grandes vasos sanguíneos, piel, mamas. En un capítulo posterior abordaremos las características más importantes de la menopausia, sus causas, signos y síntomas, así como las medidas que podemos adoptar para superarla con las menores molestias posibles.

La cuarta etapa, o etapa de envejecimiento, se caracteriza por una lenta y progresiva disminución de nuestras funciones. Su velocidad dependerá mucho del cuidado que aportemos a nuestro cuerpo, así como del «capital en salud» con el que lleguemos a este momento de la vida.

En definitiva, aunque cada etapa de nuestra vida tiene sus peculiaridades, todas se encuentran estrechamente relacionadas entre sí, apoyándose cada una de las posteriores en las anteriores. Con el fin de colaborar de forma eficaz en su crecimiento, desarrollo y mantenimiento veamos seguidamente algunos cuidados fundamentales destinados al organismo, si bien en capítulos posteriores trataremos en profundidad aspectos relacionados con la alimentación y la actividad física.

Para prevenir la enfermedad

Hay una serie de normas fundamentales que debemos considerar a la hora de prevenir y en su caso tratar de manera precoz la enfermedad. Estos consejos debes tenerlos en cuenta a cualquier edad, pero particularmente una vez superada la veintena:

> MANTENERSE DENTRO DEL PESO IDEAL: para conocerlo sólo tienes que dividir tu peso en kilos por tu altura en metros al cuadrado. Si el resultado es menor de 25, estás dentro del peso ideal. Si oscila entre 26 y 29, hay sobrepeso. Cuando tenemos 30 o más, existe obesidad.

> REVISAR LOS DIENTES CADA MEDIO AÑO: aunque no lo parezca, la cavidad oral y las piezas dentales, en particular, son una fuente de molestias y enfermedades que pueden afectar a órganos como el corazón, cerebro, senos paranasales, etc. Un dato: en una boca poco cuidada encontraremos tantos gérmenes como para formar un hilo que va desde la Tierra a la Luna.

> CONOCER LA TENSIÓN ARTERIAL: ésta depende de la edad. En la época perimenopáusica y posmenopáusica se debe realizar un control mensual.

> VIGILAR LAS MAMAS una vez al mes como mínimo. Para realizar una autoexploración sólo debemos colocarnos frente al espejo y, con suaves movimientos circulares, presionar alrededor del pezón con el fin de valorar la presencia de nódulos, durezas, zonas dolorosas, áreas con piel áspera o aspecto «de piel de naranja», etc. Si observas alguno de estos signos debes consultar con el especialista.

> UN FROTIS VAGINAL O CITOLOGÍA anual desde que se tiene una vida sexual activa hasta los 70 años. Es una prueba muy sencilla, no agresiva, ni invasiva que permite obtener información de la situación hormonal, si hay infección y, lo más importante, la presencia de células anómalas que nos hablan de una posible situación precancerosa o de cáncer de cuello de útero o de vagina.
Constituye la prueba reina que descarta el cáncer de útero.

> EXAMEN DEL RECTO cada dos o tres años, especialmente a partir de los 60 años.

> MANTENERSE EN FORMA practicando de forma regular una actividad física.

> REDUCIR EL RIESGO DE ENFERMEDAD evitando factores nocivos como el tabaco (responsable del 30 % de todos los cánceres), alcohol (que colabora en el desarrollo

de muchos cánceres de boca y del aparato digestivo), obesidad (que aumenta las probabilidades de cáncer de próstata, vejiga y otros), vigilar las exposiciones al sol (los melanomas o cánceres de piel aumentan cada vez más).

> DEDICARSE UN TIEMPO DE OCIO todos los días para desarrollar nuestras aficiones, procurar un poco de relajación y liberarnos del estrés. Después de la jubilación es importante colaborar activamente en diferentes tareas, propias o de la comunidad, para mantenernos activos y «despiertos». La mejor gimnasia cerebral es mantener activas las neuronas.

Cuidados especiales de la piel y del cabello

Tanto la piel como el cabello representan barreras importantes de nuestro cuerpo con el entorno que nos rodea. Especialmente desarrollan funciones de protección, al tiempo que son capaces de eliminar residuos del organismo, e incluso participar en el control de la temperatura. Por estas y otras muchas razones debemos conservar y cuidar muy bien ambos elementos, para lo que te recomendamos:

> JABONES: los jabones deben incluir poco o nada de grasas de origen animal, ni sosa cáustica. Elige aquellos que tengan aceites vegetales (palma, coco, con avena) e incluso puedes utilizar pastillas para la limpieza que no son jabones (no contienen detergentes ni grasas). El jabón cumple con sus funciones si lo utilizamos una vez al día (el resto de las veces podemos lavarnos con cremas de limpieza o simplemente con agua, según las necesidades de cada uno). Recuerda que no todos los jabones son inocuos, algunos pueden facilitar reacciones alérgicas (cuando utilices alguno de ellos por primera vez, haz una pequeña prueba lavando primero una zona pequeña de la mano).

> MANOS: la limpieza de las manos, con o sin jabón, debe realizarse siempre antes de comer o después de haber estado en contacto con alguna sustancia contaminante (cuando vamos al servicio, trabajamos en el jardín, jugamos con un animal). Hoy por hoy las manos son elementos de gran potencial contaminante, ya sea directa (contacto con la boca, heridas) o indirectamente (alimentos). Igualmente hay que mantener en orden las uñas, cortas (hacerlo siempre en línea recta) y limpias (utilizar cepillo de uñas).

> OREJAS: con frecuencia olvidamos que ésta es una parte importante del cuerpo. Durante la ducha utiliza agua para limpiar el pabellón auricular. Durante el secado elimina toda humedad, no sólo la del pabellón auricular, sino también la del conducto auditivo externo, con ayuda de la toalla e incluso de bastoncillos de algodón, pero sin introducirlos hacia dentro.

> AXILAS: deben recibir el mismo tratamiento que el resto de la piel, con la salvedad de que, al acumular mucha más humedad, los lavados de esta zona deben ser, como mínimo, dos o tres diarios (con jabón sólo en uno de ellos). Si utilizas desodorantes, se recomienda el formato de «barra». Ayudarás a esta zona del cuerpo si utilizas ropa que transpire, holgada, que le permita «airearse».

> PIES: para mantener su integridad hay que lavarlos como mínimo una vez al día, ya sea con jabón o con cremas limpiadoras. Mucha atención al secado, hay que esmerarse en la zona de entre los dedos para evitar humedades. Al final del secado, de vez en cuando, espolvorea un poco de bicarbonato sobre los pies. Las uñas deben cortarse también en línea recta para evitar uñeros y otras infecciones próximas. Utiliza calcetines de algodón o de otras fibras naturales y cámbialos, como mínimo, diariamente.

> LIMPIEZA DEL PELO: el pelo debe lavarse una vez por semana, con mayor frecuencia si está corto y también si es

graso. No siempre debe utilizarse champú. Es muy importante mojarlo, masajearlo y peinarlo.

> CHAMPÚS: al igual que sucede con los jabones, utiliza aquellos suaves y que contienen extractos de productos naturales como romero, ortigas, manzanilla... Es suficiente con lavarnos el cabello dos veces por semana y, en estos casos, no es necesario aplicar champú dos veces en el mismo lavado. Para mantener suave, brillante y acondicionado el cabello recuerda que es fundamental una dieta equilibrada (con abundante fruta, verdura, hortalizas) y masajear las raíces un par de veces por semana aprovechando el momento de la ducha. Al igual que sucede con la piel debemos dotar al cuero cabelludo de su pH natural y para conseguirlo debemos acostumbrarnos a añadir al agua del aclarado unas cucharadas de zumo de limón.

> SECADO: éste es uno de los grandes peligros a los que exponemos nuestro cabello con frecuencia. Si utilizamos el secador debemos colocarlo, como mínimo, a un palmo de la cabeza, de lo contrario el calor puede afectar y lesionar las raíces.

> BAÑO: su mayor beneficio es la relajación que proporciona, aunque para conseguir este efecto basta con 15 minutos. Podemos potenciar la eficacia del baño si añadimos infusiones relajantes como las de manzanilla, salvado...

Cuidados especiales de los ojos y dientes

Sin lugar a dudas tanto los dientes como los ojos se llevan gran parte del protagonismo de nuestro rostro. Además, y con independencia de la cuestión, ojos y dientes cumplen funciones muy importantes para nuestro organismo. Gracias a los ojos recibimos el 80 % de la información del medio que nos rodea. Sin embargo, diariamente se ven afectados por el polvo del ambiente, los cosméticos... Los dientes se encargan de la primera y fundamental degradación de los alimentos para que luego puedan ser atacados por las enzimas que encontramos en la saliva, jugos gástricos, etc. Para cuidarlos con eficacia, ten en cuenta los siguientes consejos:

> DIENTES: cepillarse después de cada comida, los dientes superiores hacia abajo y los inferiores hacia arriba, siempre desde la encía. Hay que llegar con el cepillo hasta las muelas, y limpiar su cara superior mediante pequeños círculos. No debemos olvidar la cara posterior de los dientes, la que no vemos. Una vez al día utiliza hilo o seda dental para eliminar pequeños restos de alimento que queden entre los dientes. Conviene acompañar el cepillo de una pasta dental (casi todas tienen flúor, calcio y otros elementos imprescindibles), aunque en su lugar puedes usar un poco de bicarbonato sódico y extenderlo con el cepillo. Es importante realizar gárgaras para facilitar la limpieza de la faringe (situada detrás de la boca), para lo cual puedes utilizar colutorios comerciales o bien infusiones de manzanilla sin azúcar, salvia o menta. Conviene no picar entre horas, si se beben refrescos hacerlo con pajita para que no queden restos de azúcares en los dientes, seguir una alimentación integral (alimentos duros como las frutas frescas, verduras, hortalizas) para fortalecer las encías y los propios dientes y realizar revisiones dentales cada año.

> OJOS: lavarlos dos veces al día (mañana y noche) con abundante agua y si acaso, de vez en cuando, añadir una infusión de manzanilla. Utilizar lo menos posible cosméticos en las proximidades de los ojos. Emplear gafas de sol en días de luz abundante, especialmente si se tienen ojos claros. Si utilizas lentillas debes lavarlas todos los días y en el caso de las gafas, mantenerlas en buenas condiciones, no sólo de uso, sino también higiénicas. Practica ejercicios oculares, pues fortalecen su vitalidad y además los relajan: parpadea quince veces por minuto durante dos o tres minutos; coloca las palmas de las manos sobre los ojos cerrados, presiona lige-

ramente con movimientos laterales de la palma uno o dos minutos. Visita al oculista cada dos o tres años (a partir de los 35) o bien si hay problemas oculares tipo miopía, astigmatismo, etc., debe hacerse todos los años.

Atención a los órganos genitales

La piel de esta zona es muy sensible, a la vez que las posibilidades de contaminación resultan muy elevadas por encontrarse en las proximidades del ano. Por otra parte, es una piel muy fina, razón por la que no vale utilizar cualquier tipo de producto, en particular hay que evitar los jabones fuertes y los perfumes, sobre todo si contienen alcohol. Lo primero que debemos hacer es tratarla con suavidad y utilizar ropa holgada y prendas interiores de algodón. Las ropas ajustadas aumentan la producción de sudor y facilitan el roce.

La región genital debe lavarse a diario, tanto en el caso del hombre como el de la mujer. Para hacerlo debemos dirigirnos siempre de adelante hacia atrás, con el fin de evitar el paso de gérmenes desde la región anal a la parte anterior. Una vez por semana te recomendamos que a la hora de lavar esta región mezcles con el agua una infusión de manzanilla o de hojas de frambuesa. Es importante no compartir toallas con otras personas. En caso de menstruación cambia con frecuencia las compresas (más recomendables que el uso de tampones), y después de cada relación sexual lava con esmero los genitales externos. En la práctica es recomendable el uso de preservativos para reducir el riesgo de infecciones.

Hay una serie de signos o síntomas que pueden avisarnos de una posible infección, como es el caso de sensación de quemazón al orinar, hacerlo con mayor frecuencia de lo normal, dolor durante la relación sexual, irritación en la vagina, heridas o ampollas cerca de la vagina o del ano y flujo abundante o inusual procedente de la vagina. En cualquiera de estos casos debes consultar con el especialista.

LA IMPORTANCIA
DE UNA BUENA ALIMENTACIÓN

Para qué sirve cada alimento

Somos lo que comemos y nuestro cuerpo tendrá unas características u otras en función del tipo y cantidad de alimentos que le proporcionemos. Cada año una persona adulta consume más de media tonelada de alimentos, lo que demuestra la importancia de esta función para nuestro organismo. No en vano la comida que consumimos está destinada a proporcionarnos energía para realizar las funciones diarias, construir nuestro organismo y, además, rehabilitarlo en caso de lesión o enfermedad. Sin embargo, la función natural y necesaria de alimentarnos aquí, en los países desarrollados, la practicamos de una manera «atroz», trágicamente errónea. Para llegar a esta conclusión simplemente debemos responder a tres preguntas: ¿cuánto comemos?, ¿cuándo comemos? y ¿qué comemos?

Primero, consumimos diariamente muchos más alimentos de los que en realidad necesitamos, las calorías que cada día entran en nuestro cuerpo están muy por encima de lo que éste necesita para cumplir sus funciones. Si una persona adulta, 40 años, con una vida sedentaria necesita 1.800 o 2.000 calorías al día, suele consumir 2.200 o más. Esto hace que muchos de los problemas de salud actuales deriven de la obesidad y del sobrepeso, como es el caso de la arteriosclerosis, infartos, angina de pecho, hipertensión arterial, artrosis, sin añadir los muchos problemas físicos, psicológicos y económicos que pueden generar las «dietas de moda» para recuperar el peso ideal en poco tiempo.

Segundo, distribuimos mal la comida a lo largo del día, ya que el desayuno suele ser mínimo, insuficiente, mientras que la comida y la cena son más abundantes y obligamos a nuestro aparato digestivo a trabajar intensamente durante 8-10 horas. Esto posibilita que, quien más quien menos, pasados los 40 años tenga molestias de estómago, estreñimiento, pólipos, colon irritable, hemorroides, etc. Hay que distribuir mejor la cantidad de comida utilizada a lo largo del día con un desayuno más abundante y una comida más ligera, e incluir una cuarta comida que sería la merienda.

Pero lo peor de todo es que utilizamos más aquellos alimentos que nos resultan menos saludables que otros más beneficiosos. Las frituras, la carne con abundante grasa animal, los embutidos y las salsas, representan gran parte de nuestra comida diaria, lo que supone obligar a trabajar más a nuestro aparato digestivo, inundar nuestras arterias de grasa para que se deterioren más fácilmente y llenar de adipocitos o células grasas nuestro cuerpo. Además de elegir mal los alimentos, muchos de ellos contienen grandes cantidades de aditivos, han sufrido procesos prolongados de refinado, la mayoría de ellos son blandos o muy elaborados y desnaturalizados, con lo cual no es extraño que las alergias alimentarias aumenten cada vez más. Debemos conocer mejor los alimentos que podemos consumir. Por ejemplo, hay que saber que unas rebanadas de pan integral con queso ofrecen gran parte de las proteínas diarias que necesitamos.

Para conocer mejor los alimentos vamos a describir los grupos fundamentales y sus funciones más relevantes.

> HIDRATOS DE CARBONO: los hidratos de carbono son fuentes de energía, «el combustible del organismo», además de formar parte de las membranas de las células y de otras funciones estructurales menores. La energía que proporcionan los hidratos de carbono es la que utilizamos durante los primeros minutos de un esfuerzo (pasear, nadar, ir en bici), ya que a partir de 30 minutos comenzamos a consumir grasa (ésta es la razón de la utilidad del ejercicio para perder kilos de más). Ahora bien, hay diferentes tipos de energía o hidratos de carbono. La más rápida es la glucosa, que se encuentra en las uvas o la miel, ya que en apenas

15 minutos pasa del aparato digestivo a la sangre y de ahí a los músculos. Otro azúcar es la sacarosa, presente en el azúcar moreno o blanco, que también proporciona energía a corto plazo. La fruta en general contiene mucha fructosa, fuente de energía más lenta, al igual que sucede con la lactosa. El más lento de todos es el almidón, presente en frutas, verduras, frutos secos, cereales y legumbres, ya que, como es un almacén de hidratos de carbono, su utilización es más lenta. Por último, dentro de este grupo podemos citar la fibra, parte del alimento que no se absorbe pero que colabora en la función del aparato digestivo, reduce la absorción de grasa y previene los cálculos biliares. La fibra es abundante en cereales, vegetales integrales, verduras y frutas en general.

> PROTEÍNAS: son los «ladrillos» de nuestro cuerpo ya que gracias a ellas adoptamos la forma que nos corresponde. Además existen unas proteínas especiales llamadas enzimas, gracias a las cuales se controlan muchas funciones de cada célula de nuestro cuerpo. Hay dos grandes tipos de proteínas, las de origen animal y las de origen vegetal. Las primeras contienen todo tipo de aminoácidos y se encuentran en la carne, pescado, huevos y productos lácteos como el queso. Las de origen vegetal tienen los mismos aminoácidos pero es necesario combinar varios alimentos para conseguir la presencia de todos ellos, aunque tienen a su favor que son más fáciles de asimilar, al organismo le cuesta menos trabajo incorporarlos. Fuentes vegetales de proteínas son las legumbres, alubias, semillas...

> GRASAS: estos alimentos cumplen variadas e importantes funciones como formar las membranas de las células, constituir hormonas (como los estrógenos), aportar energía al organismo (sobre todo en ejercicios de larga duración, superiores a cinco minutos), formar parte de los jugos biliares... Hay tres grandes tipos de grasa: la llamada grasa saturada, la monoinsaturada y la poliinsaturada. La diferencia entre ellas viene dada porque las grasas saturadas son más proclives a pegarse a las paredes de las arterias y acumular-

se en los adipocitos favoreciendo la obesidad. Son más difíciles de digerir. Este tipo de grasa se encuentra sobre todo en el reino animal como es el caso de las carnes, embutidos, huevos, queso, bollería industrial, mantequilla y productos lácteos (leche entera), así como el aceite de coco y de palma (es la grasa que se mantiene sólida a temperatura ambiente y la que facilita el llamado «colesterol malo»). Las grasas monoinsaturadas son «buenas» para el organismo en términos de salud, ya que reducen el colesterol en la sangre y también el riesgo de padecer enfermedades coronarias (del riego sanguíneo en el corazón). Las encontramos en los frutos secos, aguacate, aceite de oliva y pescado. Las grasas poliinsaturadas son las que favorecen el «colesterol bueno», las que mejor se transportan en la sangre sin pegarse a las arterias, además de ayudar a reducir la cantidad de colesterol en los vasos sanguíneos. Este tipo de grasa abunda en los vegetales, frutos secos, soja, mariscos y pescado azul (aceite de maíz, de oliva, girasol, sésamo, verduras, nueces). Mención aparte merece el llamado omega-3, un tipo de grasa muy beneficiosa porque actúa como antiinflamatoria y anticoagulante y favorece el desarrollo fetal. Se encuentra sobre todo en los pescados azules (salmón, sardina, caballa), en el aceite de linaza y en verduras de hoja verde (lechuga, espinacas).

> VITAMINAS: las vitaminas desarrollan funciones muy específicas dentro del organismo, ya sea protegiendo la piel, los nervios, favoreciendo la formación del hueso, facilitando la coagulación de la sangre, ayudando al sistema inmunitario, etc. Muchas de ellas no pueden formarse en el organismo y deben ser incorporadas con los alimentos. Algunas de ellas proceden de las grasas (A, D y K). Éstas son sus características:

Vitaminas: dónde encontrarlas y sus funciones

> VITAMINA A: protege contra las infecciones y ayuda a la reparación de los tejidos. Muy útil para la actividad de los ojos. Se encuentra en las vísceras, pescado y productos lácteos. Algunos alimentos vegetales donde podemos encontrar vitamina A son el germen de centeno y de trigo, albaricoque, el melón amarillo, el caqui, la acelga, los berros, el brécol, la col, las espinacas, el tomate, la zanahoria, la remolacha y la naranja, y en general, en las frutas amarillas y rojas y vegetales verdes, amarillos y rojos.

> VITAMINA B_1: favorece el crecimiento, la función de los nervios y la actividad del cerebro. Se encuentra en las verduras (guisantes, judías), levadura de cerveza, alimentos integrales (salvado de trigo), nueces, carne, avena, germen de trigo, harina de soja integral, legumbres (garbanzos, lentejas), almendras, castañas y panes integrales y de centeno.

> VITAMINA B_2: importante para la reproducción, el crecimiento y para la integridad de los ojos, piel y uñas. Podemos obtenerla del pescado, leche y huevos. Entre los alimentos de origen vegetal que contienen esta vitamina destacan: la levadura de cerveza, germen de trigo, soja, las endibias, las harinas de trigo integral, guisantes, berros y nueces.

> VITAMINA B_3: participa en el control del colesterol y del azúcar en la sangre. Aunque el cuerpo también la fabrica, puede encontrarse en frutos secos, huevos, hígado y carne blanca (de aves), y también en la levadura de cerveza.

> VITAMINA B_5: colabora en la producción de energía, en la actividad del sistema inmunitario y ayuda a hacer frente al estrés. Se encuentra en verduras de hoja verde, legumbres, productos lácteos, levadura y huevos. También podemos en-

contrarla en el bróculi, la coliflor, el maíz, las zanahorias, naranja, guisantes, patata, soja, fresa y germen de trigo.

> VITAMINA B_6: colabora en la formación de proteínas (los «ladrillos» del cuerpo), glóbulos rojos, hormonas y anticuerpos. Abunda en la fruta, vísceras y verduras de hoja verde, la levadura de cerveza, germen de trigo, soja, pan integral, patata, col y zanahoria.

> VITAMINA B_9: también denominada **ácido fólico**, colabora en muchas funciones del organismo y particularmente en la recuperación de heridas y enfermedades en general. Factor de fermentación de la leche. Puede encontrarse en las verduras (espinacas, bróculi, endibias), patatas, tomates y frutas, pero sobre todo en la levadura de cerveza y de panadería y en el germen de trigo.

> VITAMINA B_{12}: imprescindible para la actividad de nuestras células y en particular para el sistema nervioso y la formación de los glóbulos rojos.

La encontramos en huevos, carne, pescado, leche. El único vegetal donde podemos encontrar vitamina B_{12} es en el alga espirulina, que contiene ocho veces más cantidad de esta vitamina que el hígado de cerdo. Puesto que los vegetales carecen por completo de esta vitamina, los vegetarianos estrictos pueden conseguirla por medio de esta alga.

> VITAMINA C: ayuda a mantener la integridad de las mucosas y de la piel y colabora con nuestras defensas para prevenir y tratar infecciones. Es abundante en la patata, naranja, limón y en general en las frutas y verduras de color naranja. Podemos encontrar vitamina C sobre todo en el escaramujo, además de en los berros, el perejil y el pimiento.

> VITAMINA D: imprescindible para depositar el calcio en los huesos, para proteger el sistema circulatorio. Retrasa el proceso de envejecimiento. Abunda en los aceites vegetales, frutos secos, alimentos integrales, verduras de color

verde, huevos. Nuestro cuerpo es capaz de sintetizar esta vitamina a través de nuestra piel gracias a la exposición a los rayos del sol.

> VITAMINA K: colabora en la coagulación de la sangre. Puedes encontrarla en las verduras, yemas de los huevos y en el yogur, pero sobre todo en la col fermentada o chucrut, el germen de trigo, escaramujo, espinacas, coliflor, lechuga, soja, zanahoria y guisantes.

> MINERALES Y OLIGOELEMENTOS: podríamos definirlos como la «guinda de la tarta» que es el organismo. Aunque nuestro cuerpo los presenta en cantidades muy pequeñas (por eso el nombre de «oligo», poco) su presencia es fundamental para muchas funciones.

Minerales: dónde se encuentran y para qué sirven

> AZUFRE: importante para el pelo, uñas y piel, para el funcionamiento del cerebro y la formación de la bilis. Se encuentra en las legumbres, pescado, huevos, ajo y carne de vaca.

> CALCIO: forma parte de los huesos y dientes; colabora en la coagulación de la sangre, la actividad de los nervios, de las hormonas y en la contracción de los músculos. Se encuentra en las espinacas, semillas, cacao, pescado, cereales. También lo podemos obtener del sésamo, las almendras, las pipas de girasol, los higos secos, las nueces de Brasil, y del té de tres años, que tiene seis veces más calcio que la leche.

Calcio en alimentos	Calcio mg/100 g parte comestible
Acelga	103
Agar-agar seco	625
Alfalfa	525
Alga espirulina	118
Alga kelp	168
Almendras	250
Altramuces	180
Arame	1.160
Avellanas	225
Avena en grano	80
Berros	200
Bróculi	113
Cacao	247
Col rizada	200
Diente de león	170
Espinacas	120
Garbanzos	100
Higos secos	190
Hijiki	1.400
Hinojo	100
Kombu	800
Levadura de cerveza seca	217
Nuez de Brasil	130
Perejil	250
Pipas de girasol	100
Pistachos	130
Polen	480
Semillas de sésamo	1.160
Soja y derivados	226
Té de 3 años (bancha, kukicha, ojicha)	826 (7 veces más calcio que la leche)
Wakame	1.400

Necesidades diarias de calcio

Adultos y tercera edad: algo más de 800-1.000 mg
Mujeres embarazadas y lactantes: 1.300-1.500 mg
Bebés: 400 mg
Niños de 1 a 10 años: 700-1.000 mg
Entre 10 y 18 años: 1.200-1.400 mg

> CLORO: facilita la digestión y el equilibrio de los líquidos internos. Se encuentra en el agua, la sal, las algas y las aceitunas.

> COBRE: importante en la absorción intestinal del hierro, en la actividad de la vitamina C y de las enzimas de las células. Se encuentra en los guisantes, alubias, pan integral, mariscos e hígado. También podemos encontrarlo en el trigo, sobre todo en el germen y en los copos, el escaramujo, los orejones de albaricoque, los arándanos, plátanos, pasas y zarzamoras, ajo, alcachofa, achicoria, boniato, brécol, garbanzos, lentejas, nabos y patatas.

> CROMO: colabora en la actividad de la insulina y en los procesos de obtención de energía. Se encuentra en el hígado, mariscos y queso. Entre los alimentos de origen vegetal que nos proporcionan cromo, se encuentran sobre todo los anacardos, el té, el pan integral, los dátiles, el centeno, el maíz, el escaramujo, la cebolla y la patata.

> FÓSFORO: vital para la integridad de los huesos, la actividad del corazón, nervios y riñones y la fijación de algunas vitaminas. Se encuentra en alimentos integrales, carne, frutos secos, huevos y pescado y, sobre todo, en la avena, arroz, centeno, el trigo, el salvado, en los panes elaborados con estos cereales, los higos secos, el plátano, las uvas pasas, avellanas, altramuces, almendras, nueces, ajo, alcachofa, cebolla, col, guisantes, judías, mostaza, patata, perejil y las legumbres, como lentejas, garbanzos, alubias y soja en todas sus variedades.

> HIERRO: fundamental en la formación de glóbulos rojos y en el transporte de oxígeno en la sangre. Colabora en el crecimiento y en el metabolismo de proteínas. Se encuentra en las verduras de color verde, cereales, carne, legumbres y germen de trigo. Entre los vegetales que proporcionan mayor cantidad de hierro tenemos: diente de león, espinacas, jengibre, judía verde, perejil; legumbres, sobre todo soja, garbanzos, guisantes, alubias y lentejas; el centeno y el germen de centeno, la avena, el salvado, y, entre los frutos secos, sobre todo el sésamo, almendras, altramuces, avellanas, pipas de girasol y pistachos.

> MAGNESIO: participa en la actividad de las células y en particular en los músculos y nervios. Podemos obtenerlo de las verduras y cereales integrales, como la avena, el trigo, el centeno, el mijo y el salvado de trigo. También de los higos secos y las pasas; de casi todos los frutos secos y en gran cantidad de las almendras, altramuces, anacardos, cacahuetes, girasol, nueces y sésamo. Entre las hortalizas y verduras destacan por su aporte en magnesio el jengibre, las espinacas, el hinojo, la mostaza, la patata, el perejil y la verdolaga, y entre las legumbres, las judías blancas, la soja y los garbanzos.

> MANGANESO: importante en el metabolismo de las grasas e hidratos de carbono. Facilita el crecimiento y la actividad de las hormonas sexuales. Abunda en las verduras de color verde, nueces y yemas de huevo. Hay mucho manganeso en los orejones de albaricoque, los arándanos, los escaramujos, grosellas, higos secos, plátanos, sandía, achicoria, ajo, alcachofa, apio, berenjena, brécol, cebolla, coles de Bruselas, col, diente de león, espinacas, guisantes, judías secas, lechuga, patata, remolacha roja, soja y todas sus variantes, las zanahorias, almendras, anacardos, avellanas, cacahuetes, coco, levadura de cerveza y el té.

> POTASIO: imprescindible para la actividad del corazón, riñones, nervios y vasos sanguíneos. Se encuentra en frutas,

verduras, legumbres y mariscos. Podemos obtener potasio, sobre todo, de los cereales (avena, cebada, centeno, mijo, germen de trigo y panes elaborados con cereal integral), de frutas (como la acerola, los orejones de albaricoque, cerezas, ciruelas pasas, granada, grosella, higos secos, kiwi, mandarina, manzana, melocotón seco, mora, naranja, fruta de la pasión, pera, plátano y la uva pasa), de frutos secos (altramuces, almendras, avellanas, pistachos, cacahuetes, castaña, girasol, nuez, nuez de Brasil y el sésamo), de las verduras y hortalizas (acelga, alcachofa, apio, berenjena, berro, cebolla, col, espinaca, hinojo, jengibre, judía verde seca, patata, perejil, tomate), y de las legumbres (guisantes, judías blancas, soja, garbanzos y lentejas).

> SELENIO: colabora en la actividad de las hormonas sexuales y en las funciones del hígado. Previene enfermedades del corazón y el cáncer. Podemos encontrarlo en las verduras, ajos, cebollas, mariscos y germen de trigo y en gran cantidad en el coco. Es un potente antioxidante.

> SODIO: colabora en la función de los nervios y músculos, así como en el equilibrio de líquidos dentro y fuera de las células. Se obtiene de la sal y las verduras. Entre los alimentos vegetales que más sodio contienen se encuentran las aceitunas, los altramuces, col fermentada, los espárragos, guisantes y judías en conserva, la mostaza, los pepinillos y encurtidos.

> YODO: forma parte de las hormonas elaboradas en la glándula tiroides y por ello participa en el control de la temperatura, obtención de energía y en el crecimiento. Podemos conseguirlo de las verduras, frutas y mariscos. También se halla en el arroz integral, en una cantidad muy superior a la de muchos pescados.

> ZINC: colabora en la actividad de las enzimas, en la reparación de tejidos (heridas, infecciones), en el crecimiento, en la actividad de la insulina y en el funcionamiento del hígado.

Se encuentra en las legumbres, semillas, carne, ostras y alimentos integrales. Los alimentos de origen vegetal que aportan una mayor cantidad de zinc son los cereales como el arroz, la avena, cebada, centeno, maíz, mijo y, sobre todo, el trigo en copos y el germen de trigo y, por supuesto, todos los panes elaborados a partir de ellos. También contienen mucho zinc los escaramujos, los plátanos, el ajo, el brécol, la cebolla, diente de león, garbanzos, guisantes secos, lentejas, patatas, perejil, soja y remolacha roja.

Como podemos comprobar, la mayor parte de estos minerales y oligoelementos pueden obtenerse de la fruta, verduras y hortalizas, lo cual supone una razón más para que estos alimentos sean los más abundantes en nuestra comida diaria.

> AGUA: muchas veces olvidamos que este elemento supone el 70 % del cuerpo humano en el caso de los bebés y alrededor del 60-65 % en los adultos. Se encuentra en cualquier rincón de nuestro cuerpo y ello supone que debemos aportarla de forma continuada, lo cual podemos conseguir con agua natural, sopas, zumos y frutas. Particularmente aconsejamos el consumo de zumos y frutas porque, además de aportar grandes cantidades de agua, también incorporamos vitaminas, minerales y oligoelementos. Una mala hidratación del organismo posibilita alteraciones de la piel, arrugas, de la misma forma que un exceso de líquidos facilita la retención de los mismos y la aparición de edemas. Hay que beber agua sólo cuando se tenga sed, no a lo tonto.

Las características de una buena alimentación

Considerando las características de los alimentos, la cantidad que necesitamos cada día, las funciones de cada nutriente y las costumbres que en la actualidad tenemos a la hora de comer, te sugerimos una serie de aspectos que consideramos fundamentales para que tu alimentación sea equilibrada y eficaz:

1. Comer menos cantidad de alimentos y en particular alimentos con un elevado valor calórico. Como regla general para una mujer adulta de actividad normal, sirven 1.500 kilocalorías por día.

2. Distribuir los alimentos de forma equilibrada: 25 % en el desayuno, 30 % en la comida, 15 % en la merienda y 30 % en la cena.

3. Hay que sustituir los azúcares o hidratos de carbono refinados por los complejos o más «bastos» como es el caso del arroz, alimentos integrales y harina integral. Con eso conseguimos almidón y abundante fibra.

4. Debemos reducir el consumo de grasas y en particular de grasa animal (mejor carne blanca que roja), utilizaremos aceite de oliva o similar (mejor si es de primera presión en frío) para cocinar.

5. Utiliza las grasas «buenas», sobre todo las de tipo monoinsaturado, las ricas en omega-3 y poliinsaturadas. Pongamos algunos ejemplos: sustituye la nata por yogur de soja; mejor una sardina que una loncha de queso; frutos secos al final de las comidas en lugar de dulces o queso; mejor un salmón o una caballa que una chuleta; las tostadas mejor con aceite de oliva que con mantequilla; añade a la ensaladilla o ensalada una vinagreta o zumo de limón en lugar de salsas o mayonesa.

6. Las proteínas no sólo proceden de la carne y del pescado, también se encuentran en las legumbres, cereales integrales, frutos secos y semillas. A título de ejemplo podemos citar que las nueces son alimentos que contienen grandes cantidades de proteínas (como la carne), grasas mono y poliinsaturadas y minerales.

7. Para cocinar o condimentar los alimentos los mejores aceites, de mejor a peor, serían el de oliva, maíz, girasol,

soja y, por último, la mantequilla. Esta clasificación se debe a que los primeros tienen muchas grasas mono o poliinsaturadas y la última más saturada.

8. A la hora de preparar los alimentos es preferible hacerlo en crudo (frutas, hortalizas), seguido de los cocidos, asados, a la plancha o al horno. Debemos evitar las frituras y no abusar del aceite, sobre todo en las ensaladas, alimentos cocidos, etc. Muchas veces podemos sustituirlo por un poco de zumo de limón o vinagretas.

9. Aumentar el consumo de frutas (mejor si se realiza fuera de las comidas) y verduras y hortalizas crudas. En conjunto estos alimentos deben suponer casi el 40 % de la comida diaria.

10. Reducir el consumo de alimentos con cafeína, teína, alcohol y bebidas gaseosas. Evita especiar con frecuencia los alimentos.

Alimentos que debemos utilizar con mayor frecuencia

Si tenemos en cuenta las características de una buena alimentación, te recomendamos utilizar con mayor frecuencia los siguientes alimentos:

1. FRUTAS Y VERDURAS CRUDAS: porque además de incluir gran cantidad de vitaminas, minerales, proteínas, etc., cuando se utilizan crudas evitamos la destrucción de nutrientes que muchas veces se produce por efecto del calor o de la manipulación excesiva (como es el caso de las vitaminas).

2. CEREALES INTEGRALES y en particular **semillas**, porque contienen muchas vitaminas, fibra, proteínas vegetales y minerales. Las semillas de soja poseen casi todos los aminoácidos necesarios para elaborar proteínas, además de tener poca grasa.

3. LEGUMBRES, ya que poseen un elevado valor nutritivo.

4. LECHES VEGETALES como la de soja, arroz, almendras... y otras de origen animal más parecidas a la leche materna como las de cabra, oveja y yegua.

5. PESCADO, ya que incluye grasas «buenas», así como grandes cantidades de vitaminas y minerales. Su consumo casi debería ser superior al de la carne.

6. CARNES MAGRAS, con escasa cantidad de grasa animal, como es el caso de las carnes de aves y la caza menor, además del pavo y avestruz.

7. FRUTOS SECOS, ya que, como hemos indicado anteriormente, contienen proteínas, grasas «buenas», minerales, fibra y vitaminas. Como postre son una buena alternativa. Eso sí, no los utilices si pretendes perder unos kilos.

Alimentos y sustancias peligrosas

Al igual que hay alimentos que resultan muy beneficiosos, hay otros cuyo consumo debemos controlar, de lo contrario pueden favorecer la aparición de muchas enfermedades, no sólo sobrepeso u obesidad. Ten en cuenta los siguientes datos:

> ALIMENTOS REFINADOS: este tipo de alimentos pierde gran parte de la fibra que contienen e incluso algunas de sus vitaminas, y se les incorporan muchos azúcares simples (que a la larga facilitan la diabetes) y grasas saturadas.

> SAL: no es necesario añadir sal a los alimentos ya que muchos de ellos contienen este producto y los minerales

que aporta ésta (sodio, cloro). El exceso de sal en las comidas facilita la hipertensión arterial, osteoporosis, artritis y, según recientes investigaciones, algunos tipos de cáncer.

> PROTEÍNAS ANIMALES: las proteínas aportadas por los alimentos de origen animal resultan un poco más difíciles de digerir que las de origen vegetal. Por eso no debemos excedernos en su consumo como habitualmente lo hacemos. Además, a la larga, este tipo de proteínas, en exceso, favorece alteraciones en el intestino, diverticulosis, hipertensión arterial y arteriosclerosis.

> AZÚCAR REFINADO: el azúcar blanco, el refinado, es sólo un almacén de calorías ya que no tiene ningún nutriente salvo azúcares de rápida combustión. Por otra parte su consumo frecuente facilita la caries, la diabetes y, por supuesto, la obesidad. Es mejor sustituirlo por el azúcar integral de caña, miel y melaza. Por otra parte no olvides que hay muchos productos que incluyen en su composición este tipo de azúcares como es el caso de los yogures azucarados, pastelería industrial y refrescos. En este mismo sentido hay que recordar que las frutas, incluyendo sus zumos, deben tomarse en cantidades no superiores a dos o tres piezas al día. El resto pueden ser azúcares que nos sobran.

> ADITIVOS, como la tartracina: favorecen el desarrollo, sobre todo en los más pequeños, de reacciones alérgicas.

Aditivos alimenticios
que deben evitarse en alergias

E-102 - Hiperactividad
de los niños

E-103

E-104

E-105

E-107

E-110

E-111

E-120

E-121

E-122

E-123

E-124

E-125

E-126

E-127

E-128

E-130

E-131

E-133

E-142

E-150

E-152

E-154

E-155

E-171

E-173

E-180

E-181

E-210

E-211

E-212

E-213

E-214

E-215

E-216

E-217

E-218

E-219

E-220

E-221 - Problemas
intestinales

E-222

E-223

E-224

E-225

E-226

E-227

E-231

E-232

E-233

E-237

E-238

E-239

E-240

E-241

E-249 - Problemas
vasculares

E-250 - Problemas
vasculares

E-251 - Problemas
vasculares

E-252 - Problemas
vasculares

E-310

E-311

E-312

E-320

E-321 - Retraso en el
crecimiento

E-330

E-338 - Problemas
intestinales

E-339 - Problemas
intestinales

E-340 - Problemas
intestinales

E-341 - Problemas
intestinales

E-450

E-450b

E-450c

E-621 o H-5805

H-3246

H-3247

H-6880

H-6881

H-6882

H-6884

H-6886

> ENSALADAS MUY ALIÑADAS: una ensalada es un alimento ideal y mejor si sólo le añadimos un poquito de aceite o en su lugar zumo de limón, vinagreta... Recuerda que 100 gramos de aceite tienen 900 calorías y si además le añades una lata de atún suponen casi 300 calorías.

> ALCOHOL: al igual que el azúcar refinado es un almacén de calorías que además deben metabolizarse en el hígado trabajosamente. Por otra parte, ese proceso de metabolización facilita que algunas vitaminas y minerales puedan agotarse como es el caso del grupo B, el C, el zinc, potasio o magnesio.

> CAFEÍNA Y OTROS EXCITANTES que podemos encontrar en el té, bebidas con cola, chocolate, no sólo pueden alterar el sueño, sino además facilitar la hipertensión arterial, elevar los niveles de colesterol y agotar algunas vitaminas como las del grupo B.

> MODO DE COCINAR LOS ALIMENTOS: debemos saber que las carnes asadas, casi quemadas, resultan altamente nocivas para el organismo. El aceite de freír o de guisar nunca debe humear, pues eso quiere decir que se ha quemado y conviene desecharlo. Tampoco debemos reutilizar el aceite ya que de esta manera lo que se consigue es que aumente mucho más el colesterol en los alimentos que freímos o guisamos en él. Por eso se aconseja utilizar aceite de oliva de primera presión en frío, a ser posible sin filtrar, de alta resistencia (resiste más las altas temperaturas).

> PIMIENTA NEGRA: se ha descubierto que contiene una sustancia cancerígena, llamada benzopireno.

La importancia de la fibra

Se denomina fibra a una parte del alimento que recorre todo el aparato digestivo y que es evacuado al exterior sin absorberse en el intestino. Está formada por hidratos de carbono complejos, de tamaño muy grande, y por eso no se absorbe lo más mínimo. La fibra abunda en la mayor parte de los alimentos vegetales como es el caso de verduras, hortalizas, legumbres y sobre todo en las frutas, ya sean con piel (donde se encuentra en mayores cantidades) o sin piel. También podemos observarla en los frutos secos y en general en todo alimento integral (semillas, cereales...). Debemos incrementar en nuestra dieta la presencia de fibra ya que colabora de forma decisiva a mantener la salud y prevenir la enfermedad. Así por ejemplo se considera que es el mayor enemigo del cáncer de colon. Éstas son algunas de las razones por las que debemos comer fruta con piel, hortalizas crudas, legumbres o cereales en el desayuno:

> Es un producto «SACIANTE» y nos llena con facilidad, por lo que es ideal para comidas en las que deseamos pocas calorías e incluso en dietas de adelgazamiento. Este efecto se debe a que cuando la fibra llega al estómago e intestino se hincha con los líquidos y ocupa más espacio.

> SE ABSORBE MENOS GRASA cuando utilizamos la fibra ya que la propia fibra, en el intestino, «secuestra» alimentos y grasa que no se absorbe y los elimina al exterior.

> CONTROLA EL COLESTEROL «MALO» (LDL) en sangre ya que, como hemos dicho, se absorbe menos cantidad de grasa. Gracias a este efecto las personas que consumen fibra habitualmente, tienen menos riesgo de padecer enfermedades coronarias, hipertensión arterial, etcétera.

> La fibra también REDUCE LA ABSORCIÓN DE AZÚCARES, lo que ayuda a disminuir el riesgo de padecer diabetes en edades adultas.

> PREVIENE EL ESTREÑIMIENTO, ya que actúa como un «desatascador». Al no absorberse e hincharse, estimula las paredes del intestino para que su movilidad sea mayor y su

actividad más eficaz. Con ello «limpiamos» también el intestino y reducimos la posibilidad de retener líquidos.

> Todas estas funciones hacen que las personas que consumen fibra de forma regular reduzcan las posibilidades de padecer CÁNCER DE COLON, CÁNCER DE MAMA, DIABETES y ENFERMEDADES CORONARIAS.

Composición y valor calórico de cada alimento

Para conocer un poco mejor todos y cada uno de los alimentos que habitualmente se encuentran en nuestra mesa, te facilitamos esta tabla que además puede serte de gran ayuda para elaborar menús e incluso dietas de adelgazamiento. La cantidad que se tiene en cuenta para cada alimento es de 100 gramos.

ALIMENTO	proteínas (g)	grasas (g)	azúcares (g)	fibra (g)	kilocalorías	calcio (mg)	hierro (mg)
aceite de girasol	0	99,8	0	0	928	0	0,03
aceite de maíz	0	100	0	0	930	15	1,3
aceite de oliva	0	99,6	0,2	0	927	0	0
aceitunas	1,38	13,9	2,92	1,2	146	96	1,8
aguacate	1,90	23,5	3,44	1,8	241	10	0,6
ajos	6,05	0,12	27,5	0,94	140	38	1,4
albaricoques	0,9	0,1	12,4	0,7	54	17,4	0,65
alcachofas	2,4	0,12	12,2	1,50	61	53	1,5
almendras	18,3	54,1	16	3,28	651	252	4,13
añojo, pierna	19,5	12,5	0	0	205	11	290
añojo, lomo	16,4	19,2	0	0	254	3	2,5
añojo, falda	18,1	21,9	0	0	288	9	2,6
añojo, hígado	19,7	3,1	5,9	0	141	7	7,1
arroz	7	0,62	78,7	0,24	368	6	0,6
atún	21,5	15,5	0	0	242	40	1
avellanas	13,9	61,8	12,6	3,1	690	243	3,8
avena en copos	13,8	6,6	66,2	1,4	402	66	3,60
azúcar	0	0	96,7	0	382	8,5	0
bacalao seco	79,2	2,50	0	0	372	60	4,3

ALIMENTO	proteínas (g)	grasas (g)	azúcares (g)	fibra (g)	kiloca- lorías	calcio (mg)	hierro (mg)
beicon	9,1	65	0	0	658	9	0,8
bonito	21,5	15,5	0	0	242	40	1
brécol	3,3	0,2	4,4	1,3	33	105	1,3
cacahuetes	26,5	46,6	19	2,4	631	67	2
cacao en polvo	19,8	24,5	37,9	5,7	472	114	12,5
calabaza	1,1	0,13	5,46	1,24	28	22	0,8
castañas	2,92	1,9	42,8	1,42	211	33	1,32
cebollas	1,25	0,25	9,55	0,76	45	31	0,5
cerdo	11,9	45	0	0	480	8	1,7
ciruelas	0,7	0,1	12,3	0,7	53	13,3	0,4
coco	3,92	36,5	10,3	3,3	399	20	2,25
coles de Bruselas	4, 45	0,56	7,14	1,45	52	29	1,1
coliflor	2,46	0,28	3,93	0,91	28	20	0,63
cordero	16,4	26,4	0	0	323	9	2,3
cordero, hígado	21,2	3,95	0	0	131	4,3	12,4
cubitos, caldo	23,4	7,71	2,9	0	188	233	0
chocolate sin leche	2	31,7	62,2	1,4	551	63	3,2
chocolate con leche	9, 1	32,8	54,7	0,4	563	214	3,1
endibias	1,75	0,2	2,05	0,8	17	54	1,4
espárragos frescos	1, 9	0,14	2,9	0,84	20	21	1
espárragos en lata	1, 9	0,3	2,3	0,5	19	17	0,9
espinacas	2,45	0,41	2,4	0,64	23	106	6,6
foie-gras de cerdo	12,4	41,2	0,88	0	449	41	5,3
frambuesas	1,3	0,3	8,07	5,33	40	40	1
fresas	0,9	0,4	8	1,4	39	26	0,9
garbanzos	22,9	1,4	60,7	1,41	370	45	5,2
guisantes frescos	6, 7	0,5	13,9	1,9	93	26	1,9
harina	10,6	0,98	74	0,1	378	15	1,95
higos frescos	1,3	0,5	15,7	1,6	73	54	0,02
huevos	12,9	11,2	0,7	0	167	56	2,1
huevos, clara	11,1	0,2	0,7	0	54	11	0,2
huevos, yema	16,1	31,9	0,3	0	377	140	7,2
jamón serrano	18	33,3	0	0	395	10	2,25
jamón York	19,5	20,6	0	0	282	10	2,5
judías verdes	2,24	0,26	5	1,36	33	51	0,79
langosta	15,9	1,9	0,3	0	89	61	1
langostinos	18,7	2,15	0	0	103	200	2
leche materna	1,2	4,1	6,01	0	70	31	0,15
leche de vaca	3,13	3,76	4,84	0	67	128	0,14
leche descremada	3,13	3	4,87	0	61	128	0,14
leche de cabra	3,61	4,17	4,38	0	74	123	0,10

ALIMENTO	proteínas (g)	grasas (g)	azúcares (g)	fibra (g)	kiloca-lorías	calcio (mg)	hierro (mg)
leche de oveja	5,27	6,26	4,91	0	100	183	0,1
lechuga	1,56	0,25	1,66	0,7	15	23	0,6
lentejas	23,5	1,4	56,2	3,9	354	74	6,9
limón	0,7	0,6	7,1	0,9	28	11	0,45
mandarina	0,7	0,3	10,6	1	48	33	0,3
mantequilla	0,7	81	0,7	0	755	16	0,15
manzana	0,3	0,3	12,1	0,9	52	8	0,35
margarina	0,51	78,4	0,4	0	733	13	0,05
melocotón	0,72	0,1	10,5	0,68	46	5	0,3
merluza	17	0,3	0	0	77	11	0,46
miel	0,38	0	80,8	0	305	4,5	1,3
naranjas	0,96	0,26	9,14	0,53	54	44	0,5
nata	2,2	30,4	2,9	0	302	75	0
ostras	9	1,2	4,8	0	71	82	5,8
pan blanco	8,2	1,2	50,1	0,9	259	58	0,95
pan integral	8,4	1	48,2	1,1	250	0	1,6
pan tostado	9,9	4,3	75,6	0,6	403	42	1,5
pasta italiana	13	2,9	72,4	0,4	390	20	2,1
patatas	2	0,15	18,9	0,78	85	13	0,9
pavo	20,1	20,2	0,4	0	282	26,5	4,2
pepino	0,6	0,2	1,3	0,5	10	15	0,5
peras	0,5	0,4	13,3	1,9	59	17	0,3
pistachos	20,8	51,6	16,4	2,6	642	136	7,3
plátano	1,1	0,2	21	0,9	90	10,6	0,55
pollo	20,6	5,6	0	0	144	12	1,8
puerros	2,24	0,34	6,27	1,29	38	87	1
queso crema	14,6	30,5	1,89	0	354	34	0
q. camembert	18,1	25,8	2,2	0	328	328	0,48
queso brie	22,6	27,9	2,7	0	368	400	0,5
q. emmental	27,4	30,5	3,4	0	417	1.180	0,9
queso bola	25,5	29,2	4,7	0	401	820	0,5
refrescos de cola	0	0	11	0	44	4	0
requesón	17,2	0,58	1,82	0	88	71	0
sandía	0,6	0,2	5	0,6	24	195	0,4
salchichas	13,1	20,8	0	0	256	8	1,75
salchichón	17,8	49,7	0	0	550	35	0
salmón	19,9	13,6	0	0	217	13	1
salvado	16	4,65	51,2	10,5	361	43	1,55
sardinas	24,1	13,9	1,27	0	240	330	2,7
setas	2,77	0,4	4,84	1,05	34	9	1
ternera	19,7	9,5	0	0	177	13	2,3

ALIMENTO	proteínas (g)	grasas (g)	azúcares (g)	fibra (g)	kiloca-lorías	calcio (mg)	hierro (mg)
ternera, lomo	19,5	9	0	0	171	11	2,9
ternera, hígado	19,2	4,3	4,1	0	143	4	10,6
tomate fresco	0,95	0,21	3,28	0,75	19	14	0,5
tomate lata	1,15	0,2	3,6	0,46	21	25	0,2
vino blanco	0,15	0	0,16	0	70	9	0,6
vino tinto	0,22	0	0,26	0	78	7,6	0,59
whisky	0	0	0	0	250	1,5	0
yogur	4,8	3,75	4,5	0	74	150	0,2
y. descremado	3,32	3,05	4,81	0	62	115	0,13
zanahoria	1	0,2	7,27	1	35	35	0,7
zumo de naranja	0,8	0,3	10,2	0,1	47	20	0,28
z. manzana	0,05	0	11,2	0	47	7	0,1
z. pomelo	0,6	0,1	9	0,1	28	8	0,3
z. limón	0,33	0,1	7,9	0	24	14	0,1
z. tomate	1	0,2	3,9	0,2	21	7	0,4

Alimentación en el embarazo

Ésta es una etapa muy importante en la vida de una mujer, en la que debe cuidar especialmente su alimentación, ya que el feto toma los nutrientes necesarios para su formación y desarrollo de los alimentos que la mujer ingiere. Una dieta desequilibrada y falta de ciertas sustancias puede favorecer retrasos en el desarrollo del bebé, malformaciones y otras carencias. Además, la dieta de la embarazada no sólo es importante para el desarrollo del bebé, sino para ella misma, ya que su organismo se ve sometido a grandes cambios y, sobre todo, al gran esfuerzo que significa gestar a un nuevo ser.

Nutrientes esenciales que debe contener la dieta de la mujer embarazada

> VITAMINAS Y MINERALES: la calidad de los huesos y dientes del niño y su salud general en la edad adulta de-

penden en buena parte de que la alimentación durante el embarazo contenga suficiente cantidad de minerales tales como calcio, fósforo, magnesio, hierro y flúor, y vitaminas A (que ayuda a la formación del ojo), C (que contribuye a asimilar el hierro y prevenir las infecciones), D (indispensable para fijar el calcio en los huesos) y ácido fólico.

> PROTEÍNAS: se encargan de «construir» el feto y sus anexos y, por tanto, tienen un papel esencial en su crecimiento. Se debe aumentar su consumo a medida que avanza el embarazo hasta llegar a unos 80 gramos de proteínas diarios. Las mejores fuentes de proteína animal son la carne, los huevos, el pescado y los productos lácteos y, entre las vegetales, destacan los cereales integrales y las legumbres secas.

> HIDRATOS DE CARBONO: constituyen el combustible que más utiliza el cuerpo de la mujer embarazada. Precisa entre 300 y 400 gramos diarios para obtener la glucosa que le dará la energía que necesita su cerebro y el de su bebé. Se calcula que en el último trimestre, el feto consume unos 30 gramos de glucosa cada día. Sólo el 10 % de los hidratos que necesita diariamente deben ser azúcares simples (el equivalente a 10 terrones de azúcar), el resto debe proceder de los almidones que contienen alimentos como el pan, las patatas, las pastas, las verduras...

> GRASAS: además de su aporte calórico, las grasas participan en el funcionamiento de las membranas cerebrales del embrión, pero deberían limitarse en la dieta de la embarazada a 80 gramos diarios. Se debe poner especial cuidado en la elección de las grasas que se consumen, ya que inciden mucho en el peso de la embarazada y en el del bebé, así como en la digestión. Para que el consumo de grasa esté equilibrado debe tomar diariamente: 30 gramos de mantequilla, 3 cucharadas soperas rasas de aceite de oliva, girasol, maíz o pepitas de uva, y 30 gramos de grasa animal: carne, leche, quesos, embutidos.

Complementos dietéticos muy recomendables en el embarazo

> GERMEN DE TRIGO: su riqueza en vitamina E ayuda a mantener una piel elástica y preparada para los grandes cambios que se avecinan. Toma tres cucharadas de germen de trigo al día (en yogures, sopas o ensaladas). Aplícate también aceite de germen de trigo en el vientre, pechos y caderas para prevenir la aparición de estrías, tan típicas durante el embarazo por el fuerte estiramiento que sufre la piel de estas zonas.

> LEVADURA DE CERVEZA: rica en el complejo de vitaminas del grupo B, te ayudará a mantener los nervios templados y a prevenir o curar las náuseas. Es el suplemento dietético que más cantidad de ácido fólico proporciona, con lo que se protege el buen desarrollo del tubo neural y el sistema nervioso del bebé. Toma 12 comprimidos al día o tres cucharadas de levadura en polvo.

Vitaminas imprescindibles

> VITAMINA A: interviene en el proceso de crecimiento de las células de la piel. Se encuentra en forma de caroteno que se transforma en vitamina A en las legumbres, particularmente en la zanahoria y en todas las frutas y verduras de color amarillo anaranjado. Incluye una zanahoria rallada en la ensalada, toma licuados de verduras (apio, col, zanahorias, tomates) y consume frutas ricas en carotenos como albaricoques, melocotones, nísperos, papaya, mango...

> VITAMINA D: indispensable para la fijación del calcio en los huesos, se sintetiza con la ayuda de los rayos solares. Si se consume leche y pescado y se toma el sol con moderación, nuestro organismo obtiene la cantidad necesaria de esta vitamina.

> VITAMINA C: la vitamina C ayuda en el transporte del hierro en la sangre, es la vitamina antioxidante por excelen-

cia, interviene en el metabolismo del colágeno y favorece la salud de las paredes vasculares. Esto último resulta muy importante, ya que durante el embarazo los vasos sanguíneos se vuelven más frágiles, puesto que el sistema circulatorio soporta el aporte sanguíneo al feto, la circulación se hace más lenta y hay más posibilidades de que se formen las varices. Conviene consumir cada día naranjas, kiwis, fresas, melocotones, papaya, mangos...

> ÁCIDO FÓLICO O VITAMINA B$_9$: es esencial durante la gestación ya que participa en el desarrollo psicomotor del feto y reduce el riesgo de que sufra malformaciones del tubo neural, que pueden ir desde una espina bífida hasta un mielomeningocele. Además contribuye a fabricar glóbulos rojos y otras células de la sangre. Por esta razón suele prescribirse junto con el hierro en casos de anemia. Es esencial para la prevención de varices durante la gestación. Para que resulte eficaz debe estar en la sangre de la madre en el momento de la concepción y hasta el final del tercer mes. Es recomendable tomar ácido fólico antes de quedarse embarazada para asegurarnos que esté completo el depósito de folatos. Puedes conseguir el ácido fólico que precisas tomando tres cucharadas de levadura de cerveza cada día e introduciendo en tus menús semanales zumo de naranja, hígado, lechuga, remolacha, melón y coles.

Minerales

> CALCIO: durante el embarazo hay que tomar diariamente unos 1.200 mg de calcio, ya que si el feto no encuentra todo el que necesita para la formación de su esqueleto y dientes, tendrá que «robarlo» de las reservas óseas de su madre, pudiendo provocarle caries y otros problemas en los huesos. Esta dosis la alcanzas tomando cada día: verduras de hoja verde como espinacas, acelgas, judías verdes, col, zanahorias, patatas y tomates, y dos o tres piezas de fruta. Una excelente fuente de calcio son las almendras: elige las que se

venden con cáscara y sin tostar. Consulta la tabla de contenidos en calcio de los alimentos.

> MAGNESIO: la falta de magnesio suele provocar calambres, fatiga y decaimiento general. Un buen hábito durante el embarazo es acostumbrarse a tomar alimentos ricos en magnesio como la soja (germinada o en grano), el trigo sarraceno (muy digestivo), el germen de trigo (mezclado con yogur y en ensaladas), así como almendras, nueces y aguacates, consumidos estos tres últimos con moderación por ser muy calóricos y de difícil digestión.

> HIERRO: las necesidades de hierro aumentan en una mujer embarazada, ya que resulta indispensable en la formación de los glóbulos rojos, y su carencia puede provocar una anemia tanto de la madre como del niño que se manifiesta, sobre todo, al final del embarazo, en un enorme cansancio y un malestar general. Normalmente se necesitan 18 miligramos de hierro al día y desde el segundo trimestre del embarazo esta dosis debe aumentarse hasta 21 miligramos. Las mujeres que han tenido dos embarazos seguidos o que esperan gemelos tienen que vigilar especialmente el hierro ya que suelen tener bajas sus reservas.

> FLÚOR: este mineral protege los dientes de la caries, por ello algunos médicos aconsejan comprimidos de flúor a partir del cuarto mes para asegurar una buena formación de los dientes del bebé. Sin embargo, hay que cuidar también no excederse con el flúor, con lo que conviene antes de tomar un aporte extra de flúor comprobar la cantidad que contiene el agua corriente de la zona donde vivimos. Los alimentos que contienen más flúor son las sardinas, el salmón, la caballa, las patatas, el té verde y los tomates.

> POTASIO: este mineral contribuye a mantener alejados los edemas y los problemas de retención de líquidos. La mejor fuente de potasio son las patatas y los boniatos, así como las castañas y los plátanos.

> FÓSFORO: es un mineral muy importante también en el desarrollo del cerebro del bebé. Las abuelas tenían la costumbre de tomar sardinas en aceite durante el embarazo por su contenido en fósforo y porque comidas con la raspa aportan calcio con una biodisponibilidad (aprovechamiento por parte de nuestro organismo) muy alta. Toma sardinas para tener un hijo inteligente y sano.

Alimentos y sustancias desaconsejados

> ALCOHOL: su consumo aumenta el riesgo de aborto espontáneo, multiplica las complicaciones obstétricas, eleva el porcentaje de nacimientos prematuros, puede disminuir el peso, talla y perímetro craneal del niño y aumenta la mortalidad perinatal.

> CAFEÍNA: estudios recientes han relacionado el consumo de grandes dosis de cafeína con malformaciones fetales.

> CARNE CRUDA: implica el riesgo de contraer toxoplasmosis, una enfermedad que se transmite fácilmente a través de carnes crudas y que pasa inadvertida durante la gestación, pero puede producir graves daños al feto.

> TABACO: la nicotina, después de atravesar la barrera placentaria, pasa a la circulación sanguínea del feto y se dirige sobre todo a su cerebro, glándulas suprarrenales, corazón y estómago. El tabaco es el responsable del bajo peso y talla y de retrasos en el desarrollo psicomotor en un gran número de bebés.

> ESPECIAS FUERTES: el pimentón, la guindilla o la pimienta, entre otras, pueden irritar la mucosa intestinal y hacer más difícil la digestión. Debes dejar de usar especialmente la nuez moscada ya que puede provocar contracciones uterinas. Puedes utilizar sin problema laurel, romero, albahaca, comino y demás finas hierbas aromáticas.

> FRITOS: resultan indigestos y muy calóricos, y debes evitarlos sobre todo al final de la gestación.

COMBINACIÓN DE ALIMENTOS

☺ bien
😐 regular
☹ mal

COMBINACIÓN DE ALIMENTOS	1. FRUTAS ÁCIDAS	2. FRUTAS SEMIÁCIDAS	3. FRUTAS DULCES	4. FRUTOS OLEAGINOSOS
1. FRUTAS ÁCIDAS. Cítricos: naranja, limón, mandarina, pomelo, lima. Tomates.		☺	☹	☹
2. FRUTAS SEMIÁCIDAS. Albaricoque, cereza, fresa, higo, kiwi, melocotón, melón, piña, sandía, uva. **Frutas neutras:** manzana y pera.	☺		☺	☺
3. FRUTAS DULCES. Ciruela pasa, dátil, higo seco, orejones, uva pasa, etc.	☺	☺		😐
4. FRUTOS OLEAGINOSOS. Aceite, aceituna, aguacate, almendra, coco, mantequilla de cacahuete, nuez, piñón, pistacho, sésamo.	☹	☺	😐	
5. CEREALES. Arroz, trigo y derivados (harinas, copos, pasta de sopas), maíz y derivados (tapioca, gofio canario, palomitas).	☹	☺	☺	☺
6. LEGUMBRES Y GERMINADOS. Garbanzos, guisantes, habas, judías, lentejas, soja, cacahuetes, brotes de alfalfa y otros.	☹	😐	☹	😐
7. HORTALIZAS. Alcachofa, berenjena, calabaza, calabacín, judía tierna, nabo, pepino, pimiento, puerro, rábano, remolacha, zanahoria.	☹	😐	☹	☺
8. HORTALIZAS FECULOSAS. Boniatos, castañas, patatas, plátanos, zanahoria cocida.	☹	😐	☺	☺
9. VERDURAS Y ALGAS. Acelga, apio, berro, brécol, col, coliflor, endibia, escarola, espárrago, espinaca, lechuga, etc. Agar-agar, nori.	☹	☹	☹	☹
10. AJOS Y CEBOLLAS	☺	☹	☺	☺
11. HUEVOS	☺	☺	☺	☺
12. LECHE	☹	☺	☹	☹
13. MANTEQUILLA	☹	☹	😐	😐
14. QUESOS	☹	☺	☹	☹

5. CEREALES	6. LEGUMBRES Y GERMINADOS	7. HORTALIZAS	8. HORTALIZAS FECULOSAS	9. VERDURAS Y ALGAS	10. AJOS Y CEBOLLAS	11. HUEVOS	12. LECHE	13. MANTEQUILLA	14. QUESOS
☹	☹	☹	☹	☹	☺	☺	☺	☹	☺
☺	😐	😐	😐	☹	☹	☺	☺	☹	☺
☺	☹	☹	☺	☹	☺	☺	☹	😐	☹
☺	😐	☺	☺	☺	☺	☺	☹	😐	☹
▓	☺	☺	☹	☺	☺	☺	😐	😐	😐
☺	▓	☺	☹	☺	☺	☹	😐	😐	😐
☺	☺	▓	☺	☺	☺	☺	☹	☺	😐
☹	☹	☺	▓	☺	☺	☺	☺	☺	☺
☺	☺	☺	☺	▓	☺	☺	☹	😐	😐
☺	☺	☺	☺	☺	▓	☺	☹	☹	☹
☺	☹	☺	☺	☺	☺	▓	😐	☺	☹
😐	😐	☹	☺	☹	☺	😐	▓	☺	😐
😐	😐	☺	☺	😐	☹	☺	☺	▓	😐
😐	😐	😐	☺	😐	☹	☹	😐	😐	▓

Fritos sabrosos pero peligrosos

> ACROLEÍNA: sustancia volátil que se desprende de la molécula del aceite cuando se fríe y éste alcanza una temperatura mayor a 170 °C. Las mujeres que consumen carne frita a menudo son más susceptibles de padecer cáncer de ovario, mama, endometrio (útero u ovario), ya que son las que están en la cocina, guisando e inhalando los humos de alimentos cárnicos; éstos son muy mutágenos y no todos poseen el mismo poder mutagénico. El beicon (tocino) tiene ocho veces más poder mutagénico que la ternera.

En el instituto de la Seguridad Social de Finlandia, se hizo un seguimiento de todos los cánceres presentados en los últimos 24 años, una de las conclusiones más llamativas a las que llegaron es que se relaciona el consumo de carne frita o asada con el aumento de estos tipos de cáncer mencionados. Si además se es fumadora y se consume café, el plato está servido.

Esa costra que se forma al freír o asar la carne está formada por proteínas coaguladas e hidratos de carbono caramelizado que tanto gustan, pues dan sabor y textura muy agradable, pero que carecen de valor nutritivo y contienen muchos benzopirenos, una de las sustancias causantes del cáncer de colon y de mama.

El aceite de oliva es el más recomendado para freír, pues tiene una alta resistividad. Cuando freímos alimentos deben de estar bien secos, exentos de agua, ya que ésta favorece la hidrólisis y descomposición del aceite.

La incidencia del cáncer de pulmón entre las mujeres chinas es muy alta, esto despertó el interés del Instituto del Cáncer en Estados Unidos que colaboró con las autoridades chinas en un estudio que se llevó a cabo. El resultado no dejaba lugar a dudas: las mujeres chinas utilizan aceites muy calientes para freír, 240 °C-280 °C, con la consiguiente emisión de humos.

Además utilizan aceite de soja y de pepita de uva que son altamente poliinsaturados y por lo tanto se descomponen muy fácilmente en sustancias tóxicas mutagénicas.

El aceite jamás debe humear: un aceite que humee es un

aceite tóxico. En experimentación con animales se descubrió que es muy tóxico para el hígado e incluso puede llegar a producir tumores hepáticos.

Reutilizar un aceite resulta muy poco recomendable, ya que después de haber sido calentado y enfriado, éste pierde todas sus cualidades y es cuando se vuelve altamente colesterolémico. De hecho esta práctica está prohibida en algunos países de la Unión Europea por su grave efecto nocivo sobre la salud.

Todo esto, más la moda de comida rápida y junto con el consumo de chucherías, hace que los niños españoles sean los primeros de Europa y terceros en el mundo en tasas de colesterol.

Se ha perdido la cultura de la cuchara y todo esto hace que aumenten las enfermedades. Hoy en día el 50 % de la población mundial no tiene muelas del juicio, no masticamos y la naturaleza, que es sabia, dice: «¿para qué os quiero?»; esto hace que se estreche el paladar y, como consecuencia, se amontonan los dientes (= ortodoncias).

Además ya no amamantamos a los niños con el pecho, en el mejor de los casos sólo los tres primeros meses; antes nuestras madres nos daban leche de su teta hasta los 2 años.

No desarrollamos los músculos de los labios, origen de muchas ortodoncias y nos mandan inflar globos para desarrollarlos.

> **Leche cruda sin pasteurizar:** el consumo de leche cruda y quesos blandos de procedencia dudosa puede producir listeriosis, una afección producida por un bacilo llamado *listeria* que puede manifestarse en la embarazada como una infección febril insignificante, pero que produce nódulos en los órganos del bebé e incluso puede llegar a provocar un aborto.

> **Plantas medicinales:** las siguientes plantas están prohibidas durante el embarazo sin consejo médico: ruda, cúrcuma canadiensis, muérdago, agracejo, poleo, abrótano, ajenjo, artemisa, tanaceto, helecho macho, tejo, caléndula, matriarca y salvia.

> **Sal:** en exceso puede provocar retención de líquidos. Sustitúyela por hierbas aromáticas.

Las legumbres, una fuente vegetal de proteínas

Las legumbres se han consumido tradicionalmente en todos los continentes: lentejas, habas, alubias y guisantes en Europa, garbanzos en África del norte y Oriente Medio, soja en Oriente, alubias sobre todo en el continente americano y en África..., siempre asociadas a un cereal que ha constituido la base de la alimentación de estos pueblos: arroz, soja, maíz y fríjoles, trigo con garbanzos...

Legumbres y cereales: proteínas complementarias

Hoy se sabe que los cereales y las legumbres son proteínas complementarias y que en conjunto proveen al organismo de los ocho aminoácidos esenciales que él no puede fabricar. Son proteínas equivalentes a las de la carne o de los huevos y no contienen las grasas saturadas de estos alimentos de origen animal.

Diremos que la mayoría de las legumbres contienen entre 1-2 % de grasas y las carnes oscilan entre un 16 % y un 2 %.

Otras ventajas de las legumbres

> Son económicas y se conservan largo tiempo.
> No desgastan las tierras de cultivo, por el contrario aumentan la fertilidad del suelo.
> Requieren poco abono, incluso dentro de la agricultura convencional, luego podríamos decir que son poco contaminantes.

El consumo de legumbres ha disminuido con el aumento del consumo de carne en los países industrializados. En nuestros días son unos alimentos olvidados que no gozan de una buena reputación, pero desde una perspectiva de mejorar nuestra salud deben ser rehabilitados.

Lentejas

Es la legumbre más consumida. Conocida por su riqueza en hierro, es muy digestiva y frecuentemente aceptada por todos, particularmente por los niños. Se cuecen con bastante rapidez y no necesitan remojo. Las variedades más comunes son:

> Lenteja verde, la más aconsejable.
> Lenteja rubia, más grande y con la piel más gruesa. Necesita un tiempo de cocción más largo.
> Lenteja cora de color naranja, la menos utilizada pero más digestiva, se vende ya pelada. Se cuecen muy rápidamente y es muy interesante para ciertas preparaciones.

Guisantes secos

Se obtienen quitándoles la piel a los guisantes una vez secos. De esta forma son muy digestivos y de cocción bastante rápida. A veces deberemos ponerlos a remojo.

Garbanzos

Es una legumbre de los países mediterráneos donde se come cuscús. Sirven para confeccionar el *humus*. Contrariamente a las lentejas, es una legumbre de cocción lenta y necesita remojo. Son ligeramente más grasos que otras legumbres.

Azukis

Son unas alubias de color rojo oscuro, pequeñas y redondas, originarias de Japón. Es notable su gran digestibilidad. Son particularmente apropiadas para los intestinos sensibles o debilitados. Tienen un gusto tan suave que incluso pueden utilizarse en los postres.

LA ACTIVIDAD FÍSICA,
UN ALIADO DE LA SALUD

Los beneficios de la actividad física

Hoy más que nunca sabemos que la actividad física proporciona notables beneficios al organismo y aleja las posibilidades de padecer enfermedades. Por otra parte, cuando hablamos de actividad física no significa que tengamos que contratar a un entrenador, obtener la matrícula en un gimnasio y gastar dinero en material deportivo. Todo esto puedes hacerlo si quieres, pero basta con practicar con regularidad aquellos deportes y actividades que más te gustan. Tal es el caso de pasear, correr por el parque, nadar en la piscina o en la playa, andar en bicicleta, bailar, practicar gimnasia con tus amistades, jugar al tenis, *paddel* o *squash*, danza... Siempre hay una o varias actividades físicas que se encuentran a tu alcance y a tu disposición.

Además, cada vez que mueves tu cuerpo estás quemando calorías que sobran. Fíjate en esta tabla:

ACTIVIDAD	Kilocalorías consumidas en 1 hora
Dormir	60
Ver la televisión, leer	60
Lavarse o vestirse	150
Cocinar	150
Trabajo sedentario	150
Paseo lento	180
Limpiar el suelo	240
Andar en bici	240
Nadar despacio	300
Jugar al tenis	420

ACTIVIDAD	Kilocalorías consumidas en 1 hora
Jugar al baloncesto	420
Correr suave	540
Caminar por el monte	600
Subir escaleras	876

Sea como fuere, siempre que practiques deporte dos o tres veces por semana, con una duración mínima de 30 minutos cada vez, ayudarás a limpiar tus arterias de grasa, la sangre llegará mejor al corazón, los huesos recibirán mayor cantidad de calcio, podrás combatir el estrés, mejorarás la calidad de tu sueño, reducirás la grasa corporal, disminuirán las posibilidades de sufrir cánceres, mejorará la flexibilidad y resistencia de tu organismo con lo que podrás hacer más cosas con menos esfuerzo... ¿No te parecen suficientes beneficios?

Caminar, subir y bajar escalones

Correr no quema grasas sino azúcares
Cacaminar quema calorías

Ahora bien, no todas las actividades físicas proporcionan los mismos beneficios. Unas son más proclives a facilitar resistencia cardiovascular, otras mejoran la fuerza y otras favorecen la flexibilidad o la coordinación. De forma general, lo más importante, en cualquier edad de la vida, es favorecer la resistencia y flexibilidad ya que son las cualidades que más favorecen un estado óptimo del organismo y su relación con el medio que nos rodea. Para que puedas conocer los beneficios de una actividad física u otra te proporcionamos el siguiente cuadro:

DEPORTE	Resistencia	Fuerza	Flexibilidad	Coordinación
Andar	***	*	*	–
Bádminton	**	**	**	**
Ciclismo	***	**	*	–
Correr	***	**	*	–
Danza	**	**	***	**
Esquí alpino	**	**	**	**
Esquí de fondo	***	***	**	*
Fútbol	**	**	**	**
Gimnasia	**	**	***	**
Halterofilia	*	***	*	–
Hockey	**	**	**	**
Natación	***	***	***	*
Remo	***	***	*	*
Squash	**	**	**	**
Taichi	*	*	***	**
Tenis	**	**	**	**
Yoga	*	**	***	**

* regular ** bueno *** excelente

Hay otras actividades físicas muy interesantes y que podemos practicar diariamente como es SUBIR ESCALERAS o bien CAMINAR. El doctor Sabino Padilla, médico personal del ex ciclista profesional Miguel Induráin (ganador en cinco ocasiones del Tour de Francia), comenta con frecuencia que el hombre no dispone de alas ni de aletas, sino de cuádriceps que le sirven para impulsarse, caminar y subir escaleras. El subir escaleras o caminar es uno de los ejercicios más completos y saludables que existen. Os puedo asegurar que esto es cierto. Además hay un dicho que reza: «cada peldaño que subimos supone 1,5 segundos más en nuestra vida y equivale a caminar 10 metros en un piso llano». Así que cuando haga mal tiempo, llueva o nieve, con un solo escalón que tengamos en casa es suficiente. Y si no lo tenemos podemos fabricarlo con madera u otro material y subirlo y bajarlo. Si repetimos este ejercicio 100 veces es como si hubiésemos andado 1 kilómetro. Además se trata de una actividad que para ti, mujer, es muy importante pues te ayudará a evitar la tan temida osteoporosis. Pero si lo que os gusta es bailar salsa, merengue, pasodoble o tango no os preocupéis, porque estas actividades os estarán reportando el mismo beneficio. De lo que se trata, en definitiva, es de movernos, de hacer ejercicio.

Normas básicas de un ejercicio saludable

Para que la actividad física reporte todos sus beneficios debe practicarse siguiendo unas normas básicas, de lo contrario puede resultar inútil e incluso peligroso para el organismo. Éstas deben ser sus principales características:

> FRECUENCIA: tres veces por semana a lo largo de 10-11 meses al año, con la posibilidad de combinar diferentes actividades físicas a lo largo de la semana o en los diferentes meses del año, de acuerdo con tus apetencias, disponibilidad de tiempo libre, instalaciones, etc.
> DURACIÓN: mínimo media hora. Lo normal suelen ser 45-50 minutos, aunque determinadas modalidades deportivas pueden extenderse más tiempo (paseos por el monte, andar, bicicleta).
> INTENSIDAD: debemos guiarnos por lo que nos marca el corazón, los latidos por minuto. Para captar los latidos puedes colocar un par de dedos en la muñeca, debajo del dedo pulgar; también en la parte izquierda del pecho, o bien a los lados del cartílago tiroides («la nuez»), en el cuello. **La frecuencia cardíaca que nos es útil para perder calorías y mejorar nuestro organismo se sitúa entre 110 y 145 latidos por minuto,** 110 para las edades más avanzadas y 145 para las más jóvenes. Por encima de esa frecuencia cardíaca el ejercicio puede resultarte perjudicial. Lo que nunca debemos hacer es superar, en latidos, el resultado de 210 - EDAD (para una mujer de 55 años, nunca trabajar a 165 latidos por minuto). En condiciones normales esta intensidad

de trabajo es equivalente a aquella en la que podemos hablar con cierta dificultad.

Un programa de paseo para mejorar tu forma física

El paseo rápido o ligero es una de las actividades más beneficiosas y a la postre de las más practicadas por la mayor parte de la población. Con el fin de ayudarte a mantenerte siempre en forma te proponemos un plan fácil de seguir y que, desde las primeras semanas, aporta notables beneficios. Este plan puede ser realizado por cualquier persona, incluso por aquellas que hayan sufrido un infarto de miocardio, angina de pecho, presenten problemas pulmonares, de hipertensión arterial o diabetes.

Es importante tener en cuenta los siguientes aspectos:

> El trayecto debe ser llano, aquellas que tengan una mejor forma física pueden realizarlo en terrenos más ondulados.
> Si hay que subir cuestas y tienes dificultades, hazlo en zigzag, de un borde al otro del camino para que la inclinación sea menor.
> Practicarlo siempre en chándal o con vestuario holgado. Hay que llevar siempre zapatillas o calzado cómodo y calcetines.
> De vez en cuando, y sobre todo al principio y al final del trayecto, toma tus pulsaciones por minuto para saber la intensidad a la que trabajas y si es la adecuada (entre 110 y 145).
> Practícalo intercalando un día sí y otro no. Si te sientes con fuerzas puedes realizarlo todos los días.
> Cuando se recorre por primera vez una distancia y nos «cansa» poco, podemos pasar al otro día al recorrido siguiente (esto es particularmente interesante para las más jóvenes).

> Anota en la tabla que te presentamos tus impresiones y la frecuencia cardíaca que has contabilizado al final del recorrido.
> Si no puedes calcular las distancias puedes guiarte por el tiempo dedicado en cada semana, procurando recorrer cada día un poco más de la distancia anterior (siguiendo siempre los tiempos orientativos de la tabla).

SEMANA	DISTANCIA que hay que recorrer	TIEMPO (minutos)
1	2 km	15
2	2 km	14
3	2 km	13
4	2,5 km	22
5	2,5 km	22
6	2,5 km	21
7	3,2 km	28
8	3,2 km	27 m 30 seg.
9	3,2 km	27 m 30 seg.
10	3,2 km	27
11	4 km	35
12	4 km	34
13	5 km	43
14	5 km	43
15	5 km	43
16 y siguientes	6,5 km	56

Cuando movemos el organismo, además de mejorar los músculos, el corazón y las articulaciones, también se queman calorías. Por ejemplo, un jugador de golf que practica durante 3 horas puede llegar a quemar 900 kilocalorías. En menos tiempo, una persona media que corre durante 30 minutos gasta cerca de 400 kilocalorías.

Un poco de gimnasia para moldear la figura

Como ya hemos indicado, la actividad física, además de mejorar el estado de los músculos, arterias, corazón y otros órganos, también quema grasa y da elasticidad y firmeza a la piel. Esto se puede conseguir por medio de diferentes ejercicios específicos cuya actividad se concentra en una zona. En los párrafos siguientes te proponemos algunos ejercicios para mejorar la forma y aspecto de la cadera, muslos, brazos, glúteos, tripa, piernas, etc. **Utiliza los que consideres convenientes para ti, practicándolos todos los días 10 veces cada uno de ellos.**

Para reducir glúteos

1. ELEVAR LOS GLÚTEOS. Posición de partida: tumbada en el suelo, boca arriba, con una rodilla doblada y el otro pie colocado sobre la rodilla. Contrae los músculos del abdomen y los glúteos, tratando de levantar el culo. Mantener la posición unos segundos y luego reposar en el suelo. Repite 10 veces y luego estiras la rodilla encogida, doblas la otra y repite otras 10 veces.

2. ELEVACIÓN Y ESTIRAMIENTO DE PIERNAS. Posición de partida: colócate a cuatro patas sobre el suelo. Levantas una pierna estirándola hacia atrás y hacia arriba. Mantén la posición unos segundos y encógela de nuevo. Repite 10 veces con cada pierna.

3. «PIPÍ DE PERRO». Posición de partida: la misma que en el ejercicio anterior. Desde aquí, elevas una pierna lateralmente manteniendo la rodilla flexionada (como hacen los perros al orinar). Mantener la posición 2-3 segundos y volver a la posición de partida. Repite 10 veces con cada pierna.

4. CONTRACCIÓN DE GLÚTEOS. Posición de partida: sentada en el suelo con las piernas flexionadas y las

manos unidas por delante de las rodillas. Desde aquí intentar separar las rodillas haciendo fuerza con los glúteos durante varios segundos. Repite las contracciones 20 veces.

5. PATADA EN EL GLÚTEO. Posición de partida: de pie, coloca las manos sobre el borde de una mesa, silla o similar. Flexiona una pierna tratando de golpear con el talón tus glúteos. Mantén esa posición 3-4 segundos. Repite 10 veces con cada pierna.

6. ELEVACIÓN DE PIERNA. Posición de partida: de pie, con la cintura doblada y la espalda paralela al suelo, apoyando los brazos y la cara en el borde de una mesa. Eleva una de las piernas completamente estirada, intentando conseguir que se sitúe a la altura de los glúteos. Mantén la posición unos segundos y vuelve al punto de partida. Repite 10 veces con cada pierna.

Para reducir cintura

1. ELEVACIÓN DE HOMBROS. Posición de partida: tumbada boca arriba con las manos detrás de la cabeza, una rodilla flexionada y la otra pierna colocada sobre la rodilla flexionada. Eleva lentamente el tronco, tratando de tocar la rodilla con la cara. Mantén la posición 2-3 segundos y vuelve al suelo. Repite 15 veces.

2. FLEXIÓN DE RODILLAS. Posición de partida: tumbada sobre un lado con las manos detrás de la cabeza y las rodillas, una sobre otra, flexionadas o encogidas. Primero levanta ligeramente la cabeza separándola del suelo y luego, en esa posición, flexiona las rodillas tratando que toquen el pecho. Mantén la posición unos segundos y estira de nuevo las piernas y baja la cabeza al suelo. Repite 15 veces.

3. ELEVACIÓN Y GIRO DE RODILLAS. Posición de partida: sentada con los brazos apoyados en el suelo por detrás de la espalda y rodillas flexionadas. Elevar las rodillas hacia el tronco y luego girarlas a la derecha,

mantener unos segundos, y luego llevarlas a la izquierda. Mantener unos segundos y volver a la posición de partida. Repite 15 veces.

Para reducir tripa

1. ESTIRAMIENTO Y FLEXIÓN DE PIERNAS. Posición de partida: sentada en el suelo con los brazos estirados por detrás de la espalda y las piernas estiradas hacia delante, eleva lentamente las piernas juntas, estíralas por completo, luego flexiónalas y de nuevo estira y encoge, hasta un total de 20 veces.

2. ELEVACIÓN Y SEPARACIÓN DE RODILLAS. Posición de partida: tumbada en el suelo, boca arriba, con los brazos estirados paralelos al tronco y las piernas ligeramente flexionadas. Levanta las rodillas aproximándolas hacia el pecho. Cuando se encuentren cerca de él, separa una rodilla de la otra, manteniendo los pies juntos en el aire. Mantén la posición unos segundos y vuelve a la de partida. Repite 10 veces.

3. ELEVACIÓN DE TRONCO. Posición de partida: tumbada en el suelo, boca arriba, con las piernas estiradas juntas y los brazos pegados al suelo. Sin levantar las piernas del suelo, eleva el tronco con los brazos hacia delante tratando de tocar los pies. Mantén esta posición unos segundos y luego vuelve a la inicial. Repite 15 veces.

4. ELEVACIÓN DE PIERNAS Y GLÚTEOS. Posición de partida: la misma que en el caso anterior. Desde este punto elevamos las piernas y ligeramente los glúteos (es suficiente con que estos últimos se despeguen del suelo). Los muslos deben situarse cerca de la tripa. Mantener esta posición 2 segundos y volver al punto de partida. Repite 10 veces.

5. APROXIMACIÓN DE PIES. Posición de partida: sentada en el suelo con las piernas dobladas o flexionadas, los pies unidos y las rodillas separadas. Coloca las

manos en los tobillos y tira de ellos hacia la pelvis, al tiempo que las rodillas se separan lentamente. Aproxima los pies a la pelvis lo más posible. Mantén la posición unos segundos y vuelve a la de partida. Repite 10 veces.

6. ELEVACIÓN ALTERNATIVA DE PIERNAS. Posición de partida: sentada en una silla con las manos apoyadas en los bordes del asiento. Eleva una pierna completamente estirada hasta la altura del pecho, la encoges, la estiras y así hasta 12 veces. Luego repites el mismo ejercicio con la otra pierna.

7. ELEVACIÓN Y SEPARACIÓN DE PIERNAS. Posición de partida: sentada en una silla con las manos en los bordes de un asiento y las piernas estiradas. Eleva las piernas estiradas y cuando estén por encima del nivel de la cintura ábrelas todo lo que puedas. Luego júntalas de nuevo, ábrelas, júntalas, así hasta 15 veces, lentamente.

Para reducir muslos, pistoleras y celulitis

1. ELEVACIÓN Y FLEXIÓN DE PIERNAS. PPosición de partida: tumbada boca abajo y con los brazos paralelos al cuerpo y las piernas estiradas, eleva un muslo hasta que se separe casi un palmo del suelo y, desde esa posición, dobla la rodilla, mantén unos segundos, estira la rodilla, mantén unos segundos, vuelve a doblar... así hasta 10 veces. Repite otras 10 con la otra pierna.

2. ELEVACIÓN DE GLÚTEOS. Posición de partida: tumbada en el suelo, boca arriba y con las rodillas flexionadas y las manos colocadas sobre el vientre. Levanta los glúteos unos cuatro dedos del suelo y mantén la posición unos segundos. Vuelve al punto de partida y repite 10 veces.

3. POSICIÓN DE BALLET. Posición de partida: de pie con el borde de una mesa o respaldo de una silla sobre el que colocarás tu mano, a tu derecha o izquierda. Des-

de aquí eleva el muslo y cuando esté paralelo a la mesa o al suelo, estira completamente la pierna; vuelve a encogerla sin bajar el muslo, espera unos segundos y estírala de nuevo. Así hasta 10 veces con cada muslo.

Gemelos más delgados

1. ESTIRAMIENTO DE PIERNAS EN EL AIRE. Posición de partida: sentada en el suelo con las rodillas encogidas y las manos colocadas en los pies (justo cogiendo el talón). Con la ayuda de las manos, abre y estira las piernas «en el aire» todo lo que puedas. Mantén la posición unos segundos y vuelve al punto de partida. Repite 10 veces.
2. «DE PUNTILLAS.» Posición de partida: de pie, en posición de «firmes», eleva los talones de tal forma que sólo te apoyes en los dedos. Mantén la posición unos segundos y vuelve al punto de partida. Repite 20 veces.

Para dar firmeza al pecho

EXTENSIÓN Y ELEVACIÓN DE BRAZOS. Posición de partida: tumbarse en el suelo, extender los brazos en forma de cruz y sujetar en cada mano un peso de 1 kilo (un cartón de leche, de arroz o similar). Eleva los brazos estirados hasta enfrentarlos delante de los ojos. Mantén unos segundos y vuelve a la posición inicial. Repite 15 veces.

Estiramientos o stretching

Con la edad y por la falta de ejercicio, la presencia de estrés o los kilos de más, nuestros músculos se van transformando en «cuerdas» y tiran de los huesos, razón por la cual nuestro cuerpo, poco a poco, se dobla y arquea (nos encogemos).

Este encogimiento altera las articulaciones impulsando la aparición de artrosis y otras enfermedades. Los estiramientos, como su propio nombre sugiere, estiran los músculos y mejoran la llegada de sangre hasta ellos asegurándoles una buena alimentación, con lo que se hacen más resistentes al esfuerzo, trabajan durante más tiempo y con mayor eficacia, evitando los doblamientos del cuerpo. En cada ejercicio adoptaremos lentamente una posición, con la cual estiramos el músculo. Hay que estirar justo hasta notar tensión o presión en la zona del músculo estirado (sin llegar al dolor) y quedarnos en esa posición durante 15-20 segundos. Al estirar el músculo cada persona tiene su límite, unas, antes y otras, después.

Es conveniente que cada persona, de acuerdo con su estado, realice dos o tres ejercicios de estiramientos casi a diario en una sesión de 5 a 10 minutos (¡tampoco es mucho tiempo!). Puedes realizarlos por la mañana y por la noche, antes y después de otra actividad física, en momentos de «tensión nerviosa».

PARA COMBATIR LOS KILOS DE MÁS

Los peligros de unos kilos de más

En los países desarrollados el sobrepeso y la obesidad suponen un gran problema de salud, ya que más del 50 % de la población adulta tiene algunos kilos de más. Llegar a este punto no es nada difícil, sobre todo cuando no ponemos atención en nuestra alimentación. Basta con tomar 100 calorías de más al día para que en pocos años tengamos cinco o más kilos de sobra sin darnos cuenta. Los kilos de más no sólo representan un problema de tipo estético, sino también de salud. El sobrepeso y la obesidad favorecen las enfermedades del corazón, la hipertensión arterial, problemas de páncreas, artrosis, diabetes... La sociedad debe tratar estos problemas y se ha calculado que el equivalente al 5 % del presupuesto de la Seguridad Social se destina a tratar este tipo de alteraciones de la salud.

Si quieres saber cuál es tu peso ideal sólo tienes que aplicar una pequeña fórmula que se denomina Índice de Masa Corporal (IMC) o Índice de Quetelec, que relaciona la talla con el peso:

$$IMC = \frac{\text{Peso (en kilos)}}{\text{Altura (en metros)} \times \text{Altura (en metros)}}$$

Por ejemplo, si una mujer pesa 65 kilos y mide 1,72 metros, el resultado es 21,9 (65 dividido por el resultado de multiplicar 1,72 por 1,72). Para conocer el significado de este índice (en el ejemplo 21,9), observamos la siguiente tabla:

> Delgada   Índice por debajo de 20
> Normal   Índice 20-25
> Sobrepeso   Índice 26-29
> Obesidad I   Índice 30-34
> Obesidad II Índice 35-39
> Obesidad III Índice 40 o más

Este índice tiene además otra interpretación ya que supone una aproximación al porcentaje de grasa que una persona tiene, sobre todo en el caso de las mujeres. En condiciones normales la grasa constituye el 21-25 % del cuerpo de la mujer y entre el 12-15 % del hombre. Así pues, en el ejemplo que hemos puesto el 21,9 %, aproximadamente, sería el porcentaje de grasa en la mujer estudiada. Cuando el índice es de 35, el porcentaje es 35 % y así sucesivamente.

Obviamente este índice tiene sus excepciones como sucede en el caso de las mujeres u hombres musculosos (deportistas), o bien si se padecen edemas (hinchazón de las extremidades), etcétera.

Tu peso ideal

Para conocer de forma más exacta tu peso normal, debemos en primer lugar averiguar tu constitución. Para definir este parámetro sólo tenemos que dividir la altura en centímetros por el perímetro de la muñeca (tomado desde el relieve óseo que presenta la apófisis estiloides del cúbito en el borde interno de la muñeca), también en centímetros. Por ejemplo, en el caso de un hombre de 1,75 metros de altura y 18 centímetros de diámetro de muñeca, dividimos 175 entre 18 y nos da 9,7. Esta cifra la trasladamos a la siguiente tabla para interpretarla y nos dice que su constitución es mediana:

Hombres	Mujeres
> 10,4 pequeña	> 11,0 pequeña
= 10,4 – 9,6 mediana	11,0 – 10,1 mediana
< 9,6 grande	< 10,1 grande

Cuando ya conocemos la constitución de una persona (pequeña, mediana o ancha / grande) podemos aplicar, de acuerdo con su sexo y altura, otra tabla que directamente nos ofrece su peso ideal. Ahora bien, ten en cuenta que para aplicar estas fórmulas la persona que estudiamos debe tener más de 25 años, momento en el que el crecimiento y desarrollo ya han finalizado.

MUJERES

Talla (cm)	Constitución estrecha (kg)	C. media (kg)	C. ancha (kg)
157,5	47,1-50,3	49,8-53,4	53-57,5
160	47,5-51,2	50,7-54,3	53,9-58,4
162,5	48,7-52,1	51,6-55,2	54,8-59,3
165	49,8-53,4	53,0-56,6	56,1-61,1
167,5	51,2-54,8	54,3-58	57,5-62,5
170	52,5-56,6	56,1-59,8	59,3-64,3
175	53,9-57,9	57,5-61,1	60,2-65,7
177,5	55,7-59,8	58,9-63,4	62,5-67,9
180	57,1-61,6	60,7-65,2	64,3-69,7
182,5	58,4-62,9	62,0-66,6	65,7-71,6
185	60,2-64,8	63,9-68,4	67,5-73,4
187,5	61,6-66,6	65,7-70	68,9-75,2
190,5	62,9-67,9	67,0-71,6	70,2-76,6

HOMBRES

Talla (cm)	Constitución estrecha (kg)	C. media (kg)	C. ancha (kg)
157,5	52,2-56,6	56,2-60,2	59,3-64,3
160	53,9-57,9	57,5-61,6	60,2-65,2
162,5	55,2-59,8	58,9-63,5	62,0-67,5
165	57,1-61,6	60,7-65,2	63,9-69,3
167,5	58,4-62,9	62,0-66,6	65,7-71,1
170	60,2-64,8	63,9-68,4	67,5-73,4

Talla (cm)	Constitución estrecha (kg)	C. media (kg)	C. ancha (kg)
175	63,4-68,4	67,5-62,5	71,1-77,0
177,5	65,2-70,2	69,3-74,3	72,9-79,3
180	67,0-72,0	71,1-78,1	75,7-81,5
182,5	68,8-74,3	72,9-78,3	76,5-83,8
185	71,1-75,5	75,2-80,6	78,8-86,1
187,5	73,8-79,3	77,5-83,3	81,1-88,8
190	78,1-81,5	79,7-85,6	83,3-91,5

¿Cuántas calorías necesito al día?

Éste es uno de los aspectos fundamentales que debemos tener en cuenta, aunque sin obsesionarnos. Normalmente es la propia experiencia la que nos proporciona la solución a esta pregunta, en el sentido de que si nuestras costumbres alimenticias no se ven acompañadas de variaciones importantes del peso y nos mantenemos dentro de la normalidad, ésa debe ser nuestra norma. Sin embargo, y a título orientativo, te proporcionamos una fórmula muy sencilla (recomendada por la Organización Mundial de la Salud) para valorar de forma aproximada las kilocalorías diarias que necesita una mujer o un hombre en función de la edad, peso real y considerando una actividad leve o moderada.

MUJERES

> 18-30 años: $(0{,}0621 \times \text{peso real en kg} + 2{,}0357) \times 1{,}3 \times 240$

Ejemplo: si una mujer de 28 años pesa 55 kilos y tiene una actividad moderada, necesita 1.700 kilocalorías al día para mantenerse cerca de su peso ideal y satisfacer sus necesidades diarias.

> 31-60 años: $(0{,}0342 \times \text{peso real en kg} + 3{,}5377) \times 1{,}3 \times 240$
> más de 60 años: $(0{,}0377 \times \text{peso real en kg} + 2{,}7545) \times 1{,}3 \times 240$

HOMBRES

> 18-30 años: $(0,063 \times$ peso real en kg $+ 2,8957) \times 1,3 \times 240$
> 31-60 años: $(0,0484 \times$ peso real en kg $+ 3,6534) \times 1,3 \times 240$
> más de 60 años: $(0,0491 \times$ peso real en kg $+ 2,4587) \times 1,3 \times 240$

Nota importante: si la actividad física es regular y se realiza durante cuatro o más días a la semana, debemos sustituir el 1,3 de la fórmula por 1,5.

Esta fórmula también nos sirve para calcular, de forma orientativa, las kilocalorías que debemos consumir al día en caso de querer realizar una *dieta sin producir alteraciones* en nuestro organismo. Esta aplicación es muy útil para las personas que superan claramente su peso ideal o normal. Basta con *restar al resultado 600 kilocalorías.* Por ejemplo, si una mujer de 28 años pesa 70 kilos (15 más de los que le corresponden), el resultado de aplicar la fórmula es 1.991 kilocalorías/día. Le restamos 600 de la dieta y quedan 1.391, valor aconsejable para que, lentamente y sin peligro, pierda peso. Siempre que el resultado sea inferior a 1.200 kilocalorías, es aconsejable el asesoramiento médico o realizar la dieta con mucha prudencia.

Para eliminar calorías

Muchas veces bastan unos pequeños cambios en los hábitos dietéticos para perder esos kilos de más que pueden afectar a nuestra salud, ya que con esas variaciones podemos reducir considerablemente la cantidad de calorías consumidas. Por otra parte, no todas las dietas de adelgazamiento son efectivas ni incluso saludables. Para ayudarte a conseguir tu peso ideal ten en cuenta las siguientes consideraciones:

1. En el 99 % de los casos se engorda porque se consumen más calorías de las que nuestro cuerpo es capaz de gastar diariamente. Por eso la solución ideal es, sin cambiar

nuestros hábitos, gastar más practicando un poco de ejercicio o bien «movernos» un poco más cada día. Menos del 1 % de los casos de sobrepeso se deben a problemas hormonales, edemas, etcétera.

2. No existen dietas ideales ni generales para todo el mundo. Cada uno de nosotros es diferente, nuestro metabolismo es distinto y por eso cada situación es distinta. La dieta ideal no existe.

3. La dieta más eficaz es aquella que se basa en cambios en los hábitos a la hora de comer. Sólo así conseguiremos resultados a largo plazo. Es fácil perder 4 o 5 kilos en un mes, pero si no cambiamos los hábitos se recuperarán esos kilos y algunos más en poco tiempo.

4. No debemos sustituir preparados alimenticios por las comidas diarias. Como máximo debe realizarse en una de las comidas del día, pero no durante toda la jornada. Nuestro cuerpo puede resentirse.

5. No es bueno dejar de comer alguna de las comidas del día. Lo lógico es distribuir la comida diaria, aunque sea menos, en cuatro o cinco tomas sin pasar largos períodos de abstinencia.

6. Si practicas muchas dietas diferentes acabarás por desanimarte y además tu cuerpo, a la larga, lo notará. Se produce el llamado efecto «yoyó»: pierdes unos kilos pero enseguida los recuperas y algo más, por lo que empiezas otra dieta y así sucesivamente. De la misma manera que no debemos estar siempre a dieta, tampoco es saludable saltar de una a otra.

7. De la misma manera que el agua no engorda y tampoco ayuda a adelgazar, el alcohol sí que facilita la adquisición de nuevas calorías, además de propiciar la retención de líquidos.

8. Los alimentos *light* no son adelgazantes, tienen pocas calorías pero si los consumimos en grandes cantidades podemos hasta engordar. Igualmente no hay ningún alimento que adelgace, tendrá más o menos calorías, pero por sí solo no posee efecto adelgazante.

9. Es más fácil eliminar 100 calorías procedentes de frutas

que de grasa (embutidos). La razón es que las calorías de la fruta son de rápido empleo, mientras que las de la grasa se acumulan fácilmente en los adipocitos, las células grasas que hay debajo de la piel.

10. Los alimentos integrales y aquellos con elevado contenido en fibra tienen menos posibilidades de hacer engordar, ya que la fibra que incluyen arrastra gran parte de la grasa que puede existir con ella en el intestino y se absorbe una menor cantidad.

11. A la hora de hacer dieta puedes comer de todo, siempre y cuando la cantidad total de comida suponga un aporte calórico inferior al que consumes con tu actividad.

12. Ten en cuenta que el ciclo menstrual facilita el aumento de peso por la retención de líquidos que se genera durante los días previos y durante la propia menstruación.

Adelgazar sin pasar hambre

Como ya hemos indicado, lo fundamental a la hora de perder los kilos que nos sobran es combinar un poco más de actividad física, de movimiento, de gasto de calorías, junto con algunos cambios en los hábitos de nuestra alimentación. Te proponemos una dieta que además de facilitarte la pérdida de algunos kilos también puede ayudarte a mejorar tus hábitos, ya que tiene varias características fundamentales:

> No pasarás hambre porque los alimentos más utilizados en ella generan una importante sensación de «llenazo».

> Incluye todo tipo de alimentos, por lo que están aseguradas todas las necesidades de nuestro organismo.

> Equivale a cerca de 1.300 kilocalorías al día, con lo cual el cuerpo se «ve» en la necesidad de «tirar» de las calorías almacenadas para afrontar las necesidades diarias.

> Permite una pérdida de peso progresiva, «no de repente», asegurando una mayor duración en el tiempo de esa pérdida.

> Te permitirá desarrollar nuevos hábitos y costumbres que te ayudarán a asegurar la permanencia en el peso conseguido tras la dieta.

> Puede realizarse en cualquier lugar y en cualquier momento, ya que no precisa de nada especial o particular que habitualmente no hagamos.

Esta dieta para adelgazar sin pasar hambre contempla algunas normas básicas que debemos cumplir:

> Distribuye la comida del día en cinco tomas: desayuno, almuerzo, comida, merienda y cena, siendo la comida y la cena ligeramente superiores al resto en cantidad, y el desayuno más abundante de lo habitual.

> Se puede comer de todo, salvo frituras y salsas, y cocinar la carne, el pescado y otros alimentos asados, a la plancha, cocidos o al vapor.

> Reduce ligeramente la cantidad de proteínas consumidas, sobre todo las de origen animal (carne y pescado), no las de origen vegetal.

> Los hidratos de carbono o azúcares que se utilizarán a lo largo del día (cereales, pastas, mermeladas) también se reducen ligeramente y los tomaremos sobre todo en el desayuno para aportar energía fácil a nuestro cuerpo.

> Lo fundamental: casi todas las comidas y cenas las iniciaremos con una ensalada para saciar con mayor facilidad al estómago y al centro del apetito que se encuentra en el cerebro.

Con el fin de que te sea más fácil elaborar tu menú diario con esta dieta, te proponemos algunas de las opciones que tienes para cada una de las comidas del día:

> DESAYUNO: **zumo** de la fruta que prefieras (naranja, pomelo, fresas, manzana, sandía, melón, peras, tomate, piña) + un vaso de café de cereales o malta con leche vegetal o té de tres años + un par de rebanadas de pan in-

tegral acompañadas con otro **ingrediente** (mermelada, queso de soja o tofu, margarina).

> ALMUERZO: una pieza de **fruta** (elígela de acuerdo con tus gustos) **o un trozo de pan integral** o un **yogur** de soja.

> COMIDA: **ensalada** (prepárala de acuerdo con tus gustos y procurando variar: lechuga, tomate, zanahoria rallada, pepino, cebolla, atún, huevo), aderezada con unas gotas de aceite de oliva o un poco de zumo de limón y acompañada de otro **plato pequeño** a base de patatas cocidas, judías blancas o arroz. El **segundo plato** será carne o pescado a la plancha o bien un plato de pasta con tomate o un plato de paella o similar. De **postre** se puede elegir entre una pieza de fruta o yogur.

> MERIENDA: te aconsejamos tomar cualquiera de los alimentos del **almuerzo**, procurando no repetir.

> CENA: se reduce a dos platos, el **primero** con ensalada, caldos, verduras cocidas, puré o similar; el **segundo** plato incluirá una pequeña ración de carne, pescado o embutido sin grasa (jamón York, tofu).

Fíjate que con este programa estás aportando a tu organismo una mayor cantidad de fruta, verduras, hortalizas y alimentos diversos con un elevado valor nutritivo por su contenido en proteínas, minerales, vitaminas, etc., y al mismo tiempo muy poca cantidad de calorías, lo que obliga a tu organismo a «tirar» de la grasa almacenada sin pasar hambre. Por otro lado, si la practicas durante un mínimo de cuatro semanas, pronto adquirirás unos hábitos más saludables además de perder bastantes kilos.

Dieta cruda para adelgazar y limpiar el organismo

Te proponemos una dieta que resulta muy útil para adelgazar y al mismo tiempo eliminar del organismo un buen número de toxinas y radicales libres. Estas sustancias representan la «basura celular» que continuamente se forma en nuestro organismo, sobre todo cuando practicamos hábitos tan nocivos como el del consumo de tabaco, alcohol, situaciones de estrés, procesos infecciosos, etc. De vez en cuando debemos administrar a nuestro cuerpo más «recogedores de basura» en forma de vitaminas, betacarotenos, clorofila y otras sustancias que se encuentran sobre todo en las frutas, verduras y hortalizas. Por esa razón esta dieta se basa **en consumir únicamente alimentos crudos**.

Cada día son más las personas que la ponen en práctica de vez en cuando y en particular si son amantes de frutas, verduras y hortalizas.

Eso sí, **sólo debemos practicarla durante siete días**, ya que, aunque es muy rica en vitaminas y minerales, no incluye todas las proteínas que consideramos necesarias.

Los únicos alimentos que pueden tomarse en esta dieta son:

> Cualquier tipo de **fruta,** ya sea entera o en forma de zumo. No se deben consumir más de tres piezas de fruta al día (ya sea entera o en zumo).

> **Verduras** tipo zanahorias, remolacha, pimientos verdes, espinacas, pepinos, nabos, berenjenas, berros, espárragos, apio, tomates.

> **Huevo cocido o escaldado,** uno al día como máximo. El huevo se debe preparar escalfado o escaldado, sin que entre en contacto con ningún tipo de grasa. Si lo hacemos así no aumentaremos nuestro colesterol. Esto lo demostraron hace 25 años los americanos por una parte y los italianos por otra. Si lo cocinamos pasado por agua tampoco aumenta el colesterol, y además es la forma en que mejor se digiere el huevo, a la vez que conserva todas sus vitaminas, minerales y fosfolípidos. En cambio, cuando se fríe, se destruyen estas sustancias y cuando se cuece duro las cantidades se dividen por cien.

> **Queso fresco o yogur, ambos de soja,** el equivalente a 100 gramos diarios de cada uno de ellos, como máximo.

> **Café de cereales o té de tres años,** como máximo dos tazas al día siempre sin leche y con edulcorantes.

Todos los demás alimentos debemos olvidarlos durante estos siete días. La preparación de cada uno de los platos es muy sencilla, ya que todos ellos, al ser crudos, se consumen en forma de ensaladas o similar. Para que te resulte más fácil preparar tus menús, te proporcionamos la siguiente guía:

> DESAYUNO: un zumo o una pieza de fruta o un yogur de soja y un café de cereales o malta o té de tres años.
> ALMUERZO: un zumo o pieza entera de fruta.
> COMIDA: ensalada con tofu (queso de leche de soja) y un poco de aceite de oliva.
> MEDIA TARDE: una pieza de fruta.
> CENA: ensalada con un huevo duro y un poco de aceite y una pieza de fruta o zumo.

Puedes modificar la distribución de esta comida en función de tus gustos, de tal manera que la comida pasa a la cena o al revés; la pieza de fruta de media mañana puedes pasarla a la comida...

Dieta con tomate para adelgazar y desintoxicarse

Al igual que la dieta anterior, esta otra tiene una triple finalidad: crear nuevos y más saludables hábitos a la hora de comer, perder unos kilos en poco tiempo y eliminar del organismo sustancias tóxicas y radicales libres que se acumulan día a día. Esta dieta se basa en el tomate, un producto natural ampliamente estudiado en muchos centros de investigación y que se ha descubierto que, cuando es natural, posee numerosas virtudes:

> Es muy rico en **minerales** como el fósforo, manganeso, calcio, hierro, magnesio, zinc, sodio, potasio y cobre. Prácticamente todos los que necesita el organismo.

> Contiene numerosas **vitaminas** y en particular la A, B, C y K.

> Posee sustancias neutralizantes de los **radicales libres y que previenen el cáncer** como licopeno, glutation y bioflavonoides. Además estos elementos retrasan el envejecimiento de las células porque vitalizan sus estructuras y eliminan sus residuos. En cuanto a la prevención del cáncer destaca la protección frente a los de piel, colon, estómago y vejiga urinaria.

A la hora de practicar esta dieta debes tener en cuenta que sólo debe realizarse durante siete días para luego retornar a una alimentación normal pero tomando uno o dos zumos de tomate todos los días.

Puedes repetir la dieta de tomate al mes siguiente si deseas seguir adelgazando. Esto es, la dieta del tomate se practica una semana cada mes, siempre y cuando quieras perder más kilos. Para desintoxicar y limpiar el cuerpo con un ligero efecto adelgazante, basta con practicarla una semana cada cuatro o cinco meses. Una contraindicación: no deben seguirla aquellas personas que estén en tratamiento con insulina.

Te proponemos un esquema para cada día de la semana con el fin de que te sea más fácil seguir tu plan de limpieza y desintoxicación:

> LUNES: sólo tomaremos **zumo de tomate** recién hecho y elaborado en licuadora con piezas bien maduras. Puede tomarse todo el zumo que se quiera.

> MARTES: también **zumo de tomate** en la cantidad que se desee, con la salvedad de que también pueden consumirse **infusiones** de romero, tila, lavanda o manzanilla.

> MIÉRCOLES: en el **desayuno**, aún en ayunas, zumo de tomate y luego dos tomates escaldados con unas gotas de aceite de oliva. **Comida**: ensalada de dos o tres to-

mates con un diente de ajo y unas gotas de aceite de oliva. **Merienda:** zumo de tomate. **Cena:** como la comida.

> JUEVES: en el **desayuno** zumo de tomate y luego café de cereales con leche vegetal y una tostada con queso vegetal o tofu. **Media mañana:** una pieza de fruta. **Comida:** ensalada con tomate, lechuga, cebolla y una patata cocida. **Media tarde:** zumo de tomate. **Cena:** ensalada de tomate con unas gotas de aceite de oliva y un pequeño filete a la plancha.

> VIERNES, SÁBADO Y DOMINGO: igual que el anterior pero variando la comida y cena e introduciendo platos sustitutorios como ensalada de tomate con pasta integral, yogur de soja, tomates al horno, pescado a la plancha, tomate con judías verdes, tortilla francesa de un huevo...

Dieta para adelgazar sin mezclar alimentos

Ésta es una dieta muy sencilla que cuenta con numerosas ventajas: sirve para cualquier tipo de persona porque aporta todos los nutrientes necesarios, se reduce el peso lentamente, de forma segura y sin pasar hambre; crea nuevos hábitos dietéticos; no se necesita pesar ningún alimento ni tener en cuenta sus calorías y puede realizarse durante todo el tiempo que se quiera.

Sus efectos se basan en evitar la mezcla de ciertos alimentos que, cuando se combinan, potencian sus efectos, ya sea desde un punto de vista calórico o bien en cuanto a las alteraciones que pueden producir por su tránsito combinado en el intestino. Las reglas fundamentales para llevar a cabo esta dieta, o mejor dicho, este tipo de alimentación, son las siguientes:

> **No mezcles** en la misma comida **hidratos de carbono** (pasta, pan, cereales, arroz, legumbres) con **proteínas** (carne, pescado, leche, huevos).

> Tomar los **hidratos de carbono** (legumbres, pastas, arroz) en la comida del **mediodía.**

> Toma las **proteínas** (carne, pescado, huevo, lácteos) en la **cena.**

> La **comida y la cena** deberán iniciarse con una **ensalada o un plato de verduras** (alcachofas, espárragos, judías verdes, espinacas cocidas).

Te proponemos algunos ejemplos de las diferentes comidas del día para que te resulte más fácil elaborar los menús de la semana:

> DESAYUNO: café de cereales o té de tres años o malta, con una macedonia de frutas o una pieza grande de fruta.

> MEDIA MAÑANA: un zumo (tomate, naranja, pomelo, kiwis... a tu gusto).

> COMIDA: de primer plato, ensalada o verdura; de segundo plato pasta (macarrones, espaguetis, lasaña), legumbres, arroz, paella, lentejas, garbanzos o similar. Acompañar con una rebanada de pan integral.

> MEDIA TARDE: yogur de soja o café de cereales o té de tres años o cuajada de soja.

> CENA: primer plato ensalada o verdura (puede ser sopa); segundo plato carne a la plancha (filete de ternera, cordero, pollo) o pescado cocido o a la plancha (pescadilla, atún, gallo, salmón...) o tortilla de dos huevos (de espárragos, de gambas...). Acompañar con una rebanada de pan integral y de postre yogur de soja o un vaso de leche de soja o unas natillas también de soja.

Éste es uno de los procedimientos más sencillos de perder kilos, eliminar toxinas y no pasar nada, nada de hambre. ¡Buen provecho!

Dieta de la avena

Ésta es otra propuesta que te presentamos para perder peso de forma equilibrada, regular y cuidando la alimentación. Debes realizarla durante cinco días seguidos, si bien puedes repetirla cada 20 días. Uno de los ingredientes fundamentales de esta dieta es la CREMA DE AVENA.

Para su preparación debemos seguir los siguientes pasos: hierve la avena en dos vasos de agua, durante 10 minutos. Se le puede añadir un poco de sal si se quiere. A continuación se le añade un chorrito de aceite de oliva virgen de primera presión en frío y se pasa por la batidora en el mismo cazo de la cocción, y ya está listo. De la crema se puede comer la cantidad que se desee, o sea, repetir si se ha quedado con hambre. La alimentación de cada uno de los cinco días de esta dieta, es la siguiente:

DÍA 1

DESAYUNO: Tres cucharadas soperas de copos de avena (puestos en remojo la noche anterior)
Un yogur de soja
Cuatro fresones
MEDIA MAÑANA: Seis fresones y/o un caldo vegetal
COMIDA: Crema de avena con tomate a la menta
Una manzana rallada con dos cucharadas de tofu
MEDIA TARDE: Una infusión a libre elección
CENA: Crema de avena a la espinaca
Compota de manzana con dos cucharadas de tofu

DÍA 2

DESAYUNO: Tres cucharadas soperas de copos de avena
Un plátano
Un yogur de soja
Café americano o té
MEDIA MAÑANA: Seis fresones y/o un caldo vegetal

COMIDA: Crema de avena con bróculi y alcachofa
Una manzana asada con un yogur de soja
MEDIA TARDE: Una infusión
CENA: Crema de avena con espárragos
Una manzana rallada con dos cucharadas de tofu

DÍA 3

DESAYUNO: Tres cucharadas soperas de copos de avena
200 g de fresones troceados pequeños
Un yogur de soja
Café de cereales o té de tres años
MEDIA MAÑANA: Seis fresones y/o un caldo vegetal
COMIDA: Crema de avena con tomate y espárragos
Una manzana rallada con nueces y tofu
MEDIA TARDE: Una infusión
CENA: Crema de avena a la espinaca
Una manzana rallada con piñones

DÍA 4

DESAYUNO: Tres cucharadas soperas de copos de avena
Medio plátano
Seis fresones
Café de cereales o té de tres años
MEDIA MAÑANA: Seis fresones y/o un caldo vegetal
COMIDA: Crema de avena con corazón de cebolla y judías
tiernas
Una manzana rallada con avellanas
MEDIA TARDE: Una infusión
CENA: Crema de avena con guisantes y espinacas
Una manzana cortada a tiras con tofu

DÍA 5

DESAYUNO: Tres cucharadas soperas de copos de avena
Una naranja troceada con seis fresones
Un yogur de soja o medio

Café de cereales o té de tres años
MEDIA MAÑANA: Seis fresones y/o un caldo vegetal
COMIDA: Crema de copos de avena con una alcachofa y
20 g de guisantes
Una manzana
MEDIA TARDE: Una infusión
CENA: Crema de avena con un puerro
Una manzana rallada con tres nueces y seis avellanas

Dieta depurativa y eliminativa de siete días

Ésta es una dieta que más que eliminar kilos tiene como objetivo desintoxicar el organismo y mejorar su actividad y resistencia. Dura siete días y el contenido de alimentos para cada día es diferente.

> PRIMEROS TRES DÍAS: se tomará, cada cuatro horas, un vaso grande de fruta licuada con pulpa, a elegir entre las siguientes variedades: uva, papaya, sandía, melón, pera, manzana, melocotón, albaricoque, nectarina. Es importante escoger cada día un tipo de fruta y mantenerse todo el día comiendo dicha fruta. Aconsejamos cambiar cada día de fruta. También se puede tomar toda el agua que se desee. Un consejo: antes de comer la fruta, o después, se debe beber una dosis de alimentos ricos en clorofila (una dosis equivale a cuatro cucharadas soperas). Para elaborar este «cóctel» o ZUMO DE CLOROFILA realizamos los siguientes pasos: se cogen las hojas más verdes de los vegetales (espinacas, acelgas, lechuga, perejil, berros, remolacha, zanahoria), se trocean finamente y se trituran, luego se les añade medio vaso de agua.

> DURANTE EL 4.º y 5.º DÍA: se debe comer cada cuatro horas, aunque no le apetezca a uno, medio kilo aproximado de las frutas anteriores. Una hora después se bebe otra dosis de clorofila (cuatro cucharadas sope-

ras), masticando y ensalivando abundantemente antes de tragar.

> DURANTE EL 6.º Y 7.º DÍA:

Desayuno: se comen o dos manzanas con piel, o tres peras sin pelar, o papaya, uva, melón, sandía, melocotón, albaricoque o nectarina. Si se tiene hambre dos horas después de tomar la fruta de la mañana, se bebe un vaso del zumo de la fruta elegida o una infusión de manzanilla, poleo, menta o regaliz.

Comida: una ensalada de vegetales crudos variados: lechuga, escarola, achicoria, apio, berro, pepino, rábano, nabo, remolacha, zanahoria (estos cuatro últimos, rallados), lombarda... Se aliña con aceite de oliva virgen, limón y una cucharada sopera de perejil fresco picado. Después de la ensalada se toman dos cucharadas de caldo vital. Para elaborar el CALDO VITAL necesitamos hervir en dos litros de agua, una taza de cada uno de los siguientes vegetales picados: cebolla, zanahoria, alubia verde, piel de patata, piel de manzana...

Cena: se comen los siguientes vegetales cocinados al vapor durante tres minutos, o cocidos durante cinco: coliflor, brócoli, remolacha, zanahoria, cebolla, borraja, cardo, puerro... Se eligen los vegetales que se quieran y a la hora de comerlos se les añade una cucharada de perejil fresco picado. Después se toma una taza de caldo vital.

Para complementar eficazmente esta dieta depurativa aconsejamos, por la mañana o bien por la noche, aprovechar el momento del baño o de la ducha para realizar:

> FROTADO DE LA PIEL: todos los días, antes del baño, frote la piel seca con un cepillo o esponja vegetales.

> BAÑO ALTERNADO: también a diario, se toma un baño de la siguiente manera: una ducha caliente de tres minutos, seguida de otra fría de 30 segundos. Se repite el proceso tres veces, terminando siempre con agua fría.

> CLISTER: se hace un lavado intestinal los primeros seis días en días alternos (1, 3, 5), al acostarse o al levantarse, con el estómago vacío. Se usan dos litros de agua templada a la que se le añade una infusión de manzanilla, bien cargada y el zumo de medio limón. Se coloca el irrigador lleno de la infusión preparada en un lugar alto, se acuesta uno de lado y se introduce el pico, lubricado con vaselina, en el ano. Se debe introducir un litro cada vez y dar masajes circulares en sentido contrario a las agujas del reloj. Se retiene así todo el tiempo que se pueda y luego se evacua. Se repite el proceso con el líquido restante (otro litro).

Cuándo y por qué llega la menopausia

Antes de entrar en materia debemos comentar que entre las mujeres japonesas no existe el vocablo «sofocos» o «menopausia». En la comida tradicional japonesa abunda la soja en todas sus formas (y con ella las isoflavonas), y esto es lo que hace que la incidencia de síntomas en la premenopausia o consecuencias de ella como la osteoporosis en esos países sea la más baja de todas las zonas del mundo. Situación similar podemos comprobar con el cáncer de mama, donde los índices de esta enfermedad son muy bajos, dato apoyado por numerosos estudios científicos. Pero no sólo estos beneficios son los que nos aporta esta legumbre, la soja, sino que además nos protege de las enfermedades cardiovasculares, del estreñimiento, exceso de colesterol en la sangre, envejecimiento precoz... Otra curiosidad: la población asiática, con frecuencia, carece de una enzima que ayuda a digerir la leche de vaca, razón por la cual utilizan más la leche de arroz o las bebidas de soja. Con estos datos sólo queremos demostrar la importancia que tiene la alimentación y otros hábitos para prevenir y tratar los síntomas del climaterio y la menopausia.

Si atendemos a criterios puramente biológicos y fisiológicos, el ciclo vital de la mujer podemos dividirlo en cuatro fases bien diferenciadas: hasta los 18 años, crecimiento y diferenciación; hasta los 40 años, de mantenimiento; entre los 40 y 55 años, pre y menopausia; a partir de los 55 años, posmenopausia. Y es que en el fondo la menopausia supone un hecho importante pero normal en la vida de la mujer, que debemos conocer para evitar complicaciones.

Se define la menopausia como el cese permanente de la menstruación, más concretamente supone un día, el mismo en el que se produce la última menstruación (de la misma forma que menarquia significa día de la primera menstruación). Hasta llegar a este momento han pasado varios años (dos, tres o más), período que definimos como climaterio o premenopáusico. Climaterio significa «escalón» y así debemos entenderlo, como la entrada en otra fase de la vida. Ni mejor, ni peor: diferente, distinta. El climaterio y la menopausia son consecuencia de la pérdida de la función del ovario, y en particular, el cese de la producción de hormonas como los estrógenos (hormonas femeninas por excelencia, responsables del ciclo menstrual, los caracteres sexuales femeninos, etc.). Al parecer, la pérdida de función ovárica y con ella de la producción de estrógenos, viene a su vez marcada por el hecho de que ya no quedan óvulos para poder expulsar hacia la trompa de Falopio en cada ciclo. En condiciones normales cada mujer, en el momento de su nacimiento, cuenta con más de 150.000 ovocitos en el interior de los ovarios. Estos ovocitos maduran a partir de la pubertad de tal forma que en cada ciclo menstrual varios de ellos se desarrollan pero sólo uno será ovulado. Así, lentamente, se van agotando hasta que apenas quedan. En ese momento la producción de hormonas femeninas desde el ovario (sobre todo estrógenos) cesa progresivamente y aparece la menopausia.

En general se considera que el climaterio y la llegada de la última menstruación, la menopausia, dura, como mínimo, un año, y puede extenderse hasta cinco años. El inicio del climaterio o fase premenopáusica, por lo general, tiene lugar entre los 45 y 50 años, aunque existe una gran variabilidad. Por debajo de esa edad podemos observar este proceso, en algunos casos, hacia los 35 años y, por arriba, con más de 50. Esta variabilidad muestra cierta influencia genética, los antecedentes familiares, que influyen de forma decisiva en el número de ovocitos que la mujer tendrá en sus ovarios en el momento del nacimiento. Según ese número parece ser que la ovulación se mantendrá durante más o menos años.

En cualquier caso la menopausia, antes e incluso des-

pués de su aparición, se acompaña del llamado SÍNDRO-
ME PREMENOPÁUSICO, caracterizado por un conjunto de síntomas y signos presentes en más del 50 % de las
mujeres y que afectan a órganos concretos (vagina, útero,
uretra, vejiga urinaria) o bien a todo el organismo (sofocos,
palpitaciones, irritabilidad) y que en el fondo reflejan la disminución de los estrógenos en la sangre, que, como ya se ha
indicado, es una de las razones de la menopausia.

El estrógeno más importante que desaparece lentamente durante la premenopausia es el estradiol, producido en un
95 % en el ovario. A medida que el ovario pierde su actividad, las concentraciones de estradiol en sangre disminuyen
hasta situarse 10 veces por debajo de la vida fértil. Esto hace,
entre otras cosas, que las menstruaciones desaparezcan progresivamente. Los estrógenos, en general, y el estradiol, en
particular, no sólo colaboran en el ciclo menstrual o los caracteres sexuales secundarios, sino que sus acciones se ex-
tienden por todo el organismo «protegiendo» los huesos, los
vasos sanguíneos, el corazón, etc. De entre las funciones más
importantes, destacamos las siguientes:

> EN EL APARATO GENITOURINARIO, los estró-
  genos mantienen en buenas condiciones la mucosa de
  la vagina y las glándulas de Bartholino, responsables
  de la secreción mucosa que lubrica los genitales externos y la vagina durante las relaciones sexuales. En el
  útero permiten el adecuado equilibrio del endometrio
  o capa interna; en la uretra mantienen la integridad de
  su capa mucosa y reducen las infecciones. En general
  los estrógenos colaboran a la hora de asegurar la fertilidad femenina.

> SOBRE EL HUESO, los estrógenos facilitan un mayor
  depósito de calcio, una mayor formación del hueso y
  una menor destrucción del mismo. Hay que considerar
  que el hueso es como un montón de trigo en el que por
  un extremo ponemos granos y por el otro los quitamos.
  Cada año el montón es muy parecido en forma, pero
  los granos son distintos. Los estrógenos ayudan a depo-

sitar «granos en el hueso» (calcio) y disminuyen su eliminación. Ahora bien, hay que tener en cuenta que el máximo de densidad ósea la conseguimos a los 25 años y comienza a debilitarse antes de los 40. El efecto protector de los estrógenos sobre el hueso se debe a que facilitan la actividad de la calcitonina (hormona que lleva calcio al hueso) y de la vitamina D.

> GRASA: con los estrógenos hay una distribución feminoide de la grasa, en las caderas, muslos, mamas, etc. Cuando desaparecen, la grasa tiende a acumularse en el abdomen y se pierde cintura.

> PIEL: la piel cuenta con mayor elasticidad, flexibilidad y suavidad con la presencia de estrógenos. Sin ellos se vuelve más seca y frágil.

> VASOS SANGUÍNEOS: el depósito de grasa en las paredes de las arterias es menor cuando los estrógenos circulan ampliamente en la sangre. De hecho los hombres tienen más problemas que las mujeres de arteriosclerosis y sus consecuencias (infarto de miocardio, embolia cerebral, etc.) antes de los 50 años, mientras que a partir de esa edad la situación se invierte.

El desarrollo de estas actividades por parte de los estrógenos es una de las razones por las que su falta puede debilitar otros órganos ajenos a la región genital (huesos, sistema nervioso, corazón, vasos sanguíneos). También por esta razón y para evitar complicaciones, muchas mujeres son tratadas durante este período de la vida con fármacos que contienen estrógenos: la llamada Terapia Hormonal Sustitutiva.

Por último, al cesar la producción de estrógenos durante la menopausia o ser ésta muy baja, las pocas hormonas masculinas (testosterona) que se producen en el cuerpo de la mujer, se manifiestan de una forma más clara y modifican algunas de sus características (piel, distribución del vello).

Efectos de la premenopausia y climaterio

Como ya hemos indicado, los efectos de la menopausia no sólo afectan a los órganos genitales, sino también a otros situados en diferentes zonas del organismo. Cada mujer es un mundo, razón por la cual las modificaciones funcionales llegado este momento de la vida son muy diferentes en unas y otras, no sólo por su propia constitución, sino también considerando si hay o no tratamientos encaminados a reducir los síntomas presentes en la menopausia.

Los efectos se instauran lentamente, generalmente en el transcurso de años y llegan a sobrepasar en el tiempo la duración de la propia menopausia. Dentro de los posibles efectos encontramos:

> VAGINA: la mucosa o capa interna de la vagina tiende a reducirse, sufre una cierta atrofia con la menopausia. Es más, las glándulas de Bartholino que en número de dos se sitúan a ambos lados del orificio vaginal externo, y que producen secreciones que lubrican los genitales externos y la vagina durante la estimulación sexual, disminuyen su producción y la vagina se vuelve más seca, amén de necesitar una mayor estimulación durante la relación sexual para conseguir una buena lubricación.

> ÚTERO: la falta de estrógenos hace que involucione, su capa más interna se atrofia, su tamaño se reduce y tiende a desplazarse hacia delante. Estos cambios facilitan la posibilidad de pequeños sangrados que siempre hay que controlar con el especialista.

> URETRA: tanto la uretra (conducto de unos pocos centímetros que comunica la vejiga urinaria con el exterior) como la parte inferior de la propia vejiga urinaria también involucionan y sufren cierta atrofia que puede favorecer infecciones e incluso incontinencia urinaria.

> MAMA: es uno de los primeros órganos en modificarse. A partir de los 35-40 años los tejidos glandulares o

productores de leche en la mama involucionan lentamente y van siendo sustituidos por grasa.

> MEMORIA: la capacidad para almacenar, modificar y recuperar información que tenemos en nuestro cerebro puede verse afectada, sobre todo en el sentido de cierta disminución, tanto para los recuerdos cercanos como los alejados en el tiempo.

> HUESOS: cuando faltan los estrógenos, la masa de los huesos o densidad ósea tiende a reducirse lentamente, los huesos se vuelven más frágiles, situación que se conoce con el nombre de osteoporosis. En estas condiciones, las fracturas sin traumatismos o golpes previos son frecuentes en mujeres posmenopáusicas. La frecuencia de estas fracturas aumenta con la edad ya que cada año la pérdida de masa ósea es mayor. Las fracturas más frecuentes son las de cadera. No obstante hay que recordar que la posibilidad de padecer osteoporosis es menor cuanto mayor sea la densidad del hueso al iniciarse la menopausia.

> REDISTRIBUCIÓN DE LA GRASA: la falta de estrógenos facilita el predominio en la sangre de la mujer de hormonas masculinas tipo androstendiona. Esta situación facilita la redistribución de la grasa corporal sobre todo en el tejido celular subcutáneo, lo que facilita la pérdida de «formas curvas».

> PIEL: con la menopausia, por la disminución de estrógenos, la piel pierde gran parte del grosor que la caracteriza, así como del contenido de colágeno. Esto se traduce en una mayor fragilidad de la piel, aumento de la sequedad y menor elasticidad.

> CAPACIDAD REPRODUCTORA: con la menopausia la posibilidad de reproducción es nula, si bien es cierto que esta posibilidad comienza a reducirse muchos años atrás. La fertilidad femenina es máxima a los 25 años, se reduce notablemente a los 35 y de forma especial a los 40 años.

Algunos síntomas de la menopausia

La ausencia de la protección que los estrógenos desarrollan sobre diferentes órganos de nuestro cuerpo posibilita la aparición de una serie de síntomas que nos ofrece la menopausia, con la salvedad de que no todos se presentan en la totalidad de las mujeres e incluso la intensidad es muy variable, en unas personas más y en otras menos. Te aconsejamos que vigiles estos síntomas para consultar con el especialista en caso de que aparezcan:

> COLESTEROL EN LA SANGRE: tras la menopausia suelen aumentar las concentraciones de colesterol en la sangre, situación que favorece la formación de placas de grasa en las paredes de las arterias y el desarrollo de la arteriosclerosis con sus consiguientes complicaciones como infarto de miocardio, angina de pecho, embolia cerebral, falta de riego en las piernas, etc. Ésta es la razón por la que este tipo de problemas es más frecuente en el hombre. Antes de la menopausia y después de ella, sin embargo, lo sufren más las mujeres. Es decir, mientras las mujeres en edad fértil tienen los vasos sanguíneos «protegidos» por los estrógenos, el riesgo de infarto es menor que en los hombres. Sin embargo, cuando llega la menopausia y faltan los estrógenos, esa protección desaparece y los vasos sanguíneos pueden envejecer rápidamente y tener más riesgo de infarto que los hombres.

> VIDA SEXUAL: si se observa una cierta disminución del deseo sexual no debe atribuirse a la pérdida de estrógenos, sino más bien a alguna disfunción sexual previa e incluso a un problema de la pareja. En general, ya en los años previos a la menopausia, la mujer puede experimentar un descenso en la actividad sexual, una disminución en la capacidad de respuesta al estímulo sexual o un declive en el interés por el sexo. En cierta medida tienen su influencia las modificaciones de la vagina, la

menor secreción de las glándulas de Bartholino, que lubrican esta zona, modificaciones del flujo sanguíneo genital, e incluso las percepciones psicológicas de cada uno o de la pareja con respecto al sexo después de la menopausia. Suele disminuir la frecuencia de penetraciones, pero insistimos en que no parece estar relacionado con la menopausia, sino más bien con aspectos psicológicos de la mujer o del varón.

> AUMENTO DEL TAMAÑO DE LA MAMA por una mayor acumulación de grasa. Al mismo tiempo el tejido conjuntivo de su interior tiende a reducirse, con lo que sufren un mayor descenso.

> APARICIÓN DE VELLO en la cara, brazos y otras zonas, con típica distribución masculinoide. Este signo se debe a que después de la menopausia se hacen más presentes los pocos andrógenos u hormonas masculinas que tiene la mujer.

> PALPITACIONES o percepción de los latidos del corazón que en general aumentan en intensidad y frecuencia. Este síntoma suele presentarse antes o durante las crisis de sofocaciones.

> SOFOCOS: se manifiestan como crisis de calor y sudoración que desde el tórax ascienden hasta el cuello y cara. Es un síntoma claro debido a la disminución de los estrógenos en la sangre.

> ALTERACIONES DEL SUEÑO, que suelen coincidir con problemas para conciliar el sueño o despertares nocturnos como consecuencia de crisis de sofocos.

> PEQUEÑOS SANGRADOS VAGINALES: generalmente relacionados con la atrofia de la capa interna o endometrio del útero. No suelen tener importancia pero siempre que se produzcan hay que consultar con el especialista.

Soluciones a los problemas de la menopausia

Como hemos tenido oportunidad de comprobar, la menopausia puede dar lugar a una serie de signos y síntomas que, aunque muy particulares en cada mujer, pueden afectar a su calidad de vida. Para que esta situación no se produzca o te afecte lo menos posible, te proponemos una serie de normas y aspectos básicos que debes tener en cuenta y cuidar todo lo que te sea posible:

1. ALIMENTACIÓN
2. ACTIVIDAD FÍSICA
3. TERAPIA HORMONAL SUSTITUTIVA (THS)
4. TERAPIA NATURAL para los síntomas

A lo largo de las páginas de este libro encontrarás diferentes capítulos donde abordamos cada uno de estos aspectos fundamentales en la vida de la mujer, no sólo para conseguir una mejor y más saludable adaptación al período de la menopausia, sino también para asegurar un mayor bienestar en cualquier momento de tu vida.

En cualquier caso y de forma resumida, te aconsejamos seguir las siguientes medidas:

1. ACTIVIDAD FÍSICA REGULAR: Tres o más veces por semana, realiza ejercicio durante una hora, ya sea pasear, bailar, bicicleta, natación, gimnasia, etc.
2. ALIMENTACIÓN:
   > Disminuye la ingesta calórica o de alimentos y procura gastar más (con la actividad física).
   > Aumenta las proteínas de alto valor biológico para proteger los huesos (pescado, soja, jamón ibérico, cereales integrales...).
   > Grasas ¡¡¡LAS JUSTAS!!!, sobre todo consume las insaturadas (aceite de oliva virgen de primera presión en frío, así como aceite de sésamo dos o tres cu-

charadas soperas junto con alimentos a lo largo del día, pescado azul, frutos secos, legumbres) y elimina totalmente la grasa saturada (vísceras, huevos, embutidos, bollería, empanados...).

> Aporta al organismo más grasa tipo omega-6 porque tiene efecto vasodilatador, equilibra la coagulación de la sangre, etc. Podemos encontrarlo en el aceite de onagra, aceite de borraja, pescado y otros.

> Abusa de los hidratos de carbono complejos (pasta, legumbres, cereales, pan, verduras, hortalizas) y ten cuidado con los azúcares simples (aumentan la grasa, el colesterol y el peso), que se encuentran sobre todo en las colas, néctares, helados, dulces, azúcar blanco, etc.

> Fibra: aumenta su uso por la tendencia al estreñimiento y problemas de dislipemias, exceso de colesterol o triglicéridos en la sangre. La fibra se encuentra en los alimentos de origen vegetal como las legumbres, alcachofas, cereales o pan integral, fruta con piel, ensaladas, pasta integral, arroz integral, etc.

> Minerales:
  · Calcio, 1.200 mg/día (tres yogures ricos en calcio).
  · Hierro, 18 mg/día (un poco de carne o bien legumbres, verduras u hortalizas siempre que añadamos un poco de zumo de limón para que se absorba el hierro).
  · Selenio, ofrece protección celular (pescado azul, marisco, cereales integrales, SOJA).
  · Cromo: mejora la actividad de la insulina y la tolerancia a la glucosa (en mariscos, cereales, carnes de aves, frutos secos).

> Vitaminas: antioxidantes (A, C, E) que encontramos en los alimentos de la tierra de color naranja (vitamina A), verde y cítricos (vitamina C) y aceites, frutos secos o pescado azul (vitamina E).

> Reduce el consumo de sal.

> Agua: toma de dos a dos litros y medio al día.

FACTORES DE RIESGO DE CÁNCER
DE MAMA EN LA POBLACIÓN FEMENINA

El cáncer de mama es, con mucho, el tumor maligno más frecuente en la mujer, seguido del cáncer de colon y de los de ovario y útero. Al igual que sucede en otros tipos de cáncer, en su aparición confluyen varios factores: genéticos (herencia de los padres), internos (hormonas femeninas y sobre todo cantidad de estrógenos) y ambientales (tipo de alimentación, etc.). Es importante subrayar que si somos capaces de diagnosticar el cáncer de mama con prontitud, en muchos casos el problema tiene solución. Cuando hemos dejado que progrese un tiempo, la curación es más difícil. Vamos a repasar algunos de los factores más importantes, con el fin de controlar nuestros hábitos y disminuir la posibilidad de padecer este tipo de cáncer o bien detectarlo a tiempo.

1. GENES: cuando en nuestra familia contamos con antecedentes de cáncer de mama en familiares directos (madres, hermanas), la posibilidad de padecer la enfermedad aumenta ya que podemos tener los genes que lo impulsan (BCRA 1 y BCRA 2). En estos casos debemos explorar las mamas con más frecuencia y, a partir de los 40 años, realizar mamografías cada uno o dos años.

2. LECHE MATERNA. Prolongar la lactancia lo más posible es una forma de reducir la posibilidad de cáncer. Una de las cosas importante que todas las madres deben saber es que el tiempo que han empleado en amamantar a sus hijos se les acumula de forma positiva. Al final de una vida, una mujer que ha dado de mamar 25 meses a

sus hijos, tiene un 33 % menos de riesgo de padecer cáncer de mama respecto a otras mujeres que nunca han dado el pecho a sus hijos. De todos es sabido, puesto que los médicos, científicos y revistas especializadas hablan de ello continuamente, que la lactancia materna previene el cáncer de mama. La función que tienen los pechos de los mamíferos es la de amamantar a las crías recién nacidas. Pero si por causa de un aborto, o porque hemos decidido dar biberón al niño, este mecanismo se interrumpe, el cuerpo tiene que adaptarse a una nueva situación. En ocasiones los conductos galactóforos, «tubitos» que llevan la leche al pezón, se obstruyen y pueden formarse bultos que en principio son siempre benignos, pero que por culpa de otros factores de riesgo podrían no ser tan benignos. Estos factores negativos a los que nos referimos son, por ejemplo, el abuso del tabaco, del café, el alcohol, el sedentarismo y otros tantos.

La leche y sus derivados

¿Un hábito saludable?

Piensa por un momento en la cantidad de leche y derivados que consumes habitualmente. Ve a la cocina y abre tu frigorífico. A ver... ¿qué tenemos por aquí?: un cartón de leche entera, otro de leche desnatada —hay que cuidar la línea—, una caja de quesitos para las meriendas de los niños, mantequilla, un poco de *mozzarella* para acompañar las ensaladas, yogures naturales, yogures con frutas, queso fresco, queso curado, queso rallado para gratinar, nata para postres... ¡y eso que no hemos entrado en el congelador, que seguro que hay por ahí algún helado! La verdad es que ocupan un lugar preferente en el frigorífico, ¿no crees?

Piensa un poco más. ¿Cuántas veces cocinas con leche o algún derivado? ¿Cuánto consumes diariamente? Parece que es un alimento importante en tu hogar, más aún si estás embarazada, amamantando o entrando en la menopausia. Y siendo tan importante, ¿te has parado alguna vez a pensar si es verdaderamente un alimento saludable?

El consumo de leche y derivados ha sido tradicionalmente promocionado en numerosos países, a través de los departamentos de salud gubernamentales, con campañas masivas en los medios de comunicación e incluso campañas escolares en las que los niños reciben a media mañana un vaso de leche en sus aulas.

La clásica pirámide de alimentos sitúa a los lácteos en un lugar destacado junto a las carnes y pescados por su gran aporte de proteínas, calcio, hierro y zinc. Generalmente los profesionales de la salud recomiendan de dos a tres raciones diarias de leche, cuatro incluso en épocas de mayor necesidad de calcio como son el embarazo, la lactancia y la menopausia, en las que el aporte diario necesario pasa de ser de 800 miligramos a 1.200 miligramos e incluso 1.500 miligramos después de la menopausia. ¿Tanta leche le conviene a nuestro organismo para mantenerse fuerte y sano como habitualmente se nos dice? ¿Es sensato tomar leche?

La supervivencia de una cría de mamífero depende de la leche de su madre. Sin embargo, una vez alcanza la edad adulta pasa a alimentarse de acuerdo con los dictados de su grupo animal.

La mejor leche para el ternero es la de la vaca que le ha traído al mundo, pero si una vez destetado el ternero ya ni se vuelve a acercar a la ubre de su madre y se dedica a pastar en la pradera, ¿por qué los seres humanos sí tomamos esa leche? ¿Por qué si una vez destetados no volvemos a pedirle a nuestra madre que nos amamante, le pedimos a la vaca que nos dé su leche? No parece tener mucho sentido.

Ningún animal toma ni desea tomar leche una vez

pasado el destete. La naturaleza ha previsto que los mamíferos seamos destetados en nuestra tierna infancia. Entonces, ¿por qué prolongar nuestra lactancia con una nodriza como la vaca, que no tiene nada que ver con nuestra especie? Estaría más acorde con nuestra esencia prolongarla con leche humana, pero ¡a nadie se le ocurre semejante idea! Además de que no se comercializa, los pocos bancos de leche materna que existen en el mundo reservan su preciado tesoro para bebés prematuros, en situación de riesgo, o para ayudar a madres enfermas que no pueden amamantar o con varios bebés después de un parto múltiple.

El mito de la leche y el calcio

«Toma leche para tener huesos y dientes sanos.» Es lo que siempre se nos ha recomendado y la idea que la industria lechera se ha preocupado por mantener. Leche, calcio y densidad ósea son conceptos que han ido durante mucho tiempo de la mano. La leche de vaca y sus derivados tienen un alto contenido en calcio, ciertamente. 1,25 gramos por litro. Si tenemos en cuenta que la necesidad diaria de calcio de una persona es de 800 a 1.000 miligramos, tomando tres vasos de leche de vaca se cubriría de sobra esa cantidad.

En teoría. Porque si fuera así, los que menos osteoporosis padecerían son los daneses, norteamericanos y uruguayos. Sin embargo, en estos países donde más lácteos se consumen, es donde mayor índice de osteoporosis hay. Precisamente uno de los índices más bajos de osteoporosis del mundo se da entre los japoneses, que siguen una dieta tradicional basada en el arroz integral, la soja y té verde, y no consumen leche, ya que además no la toleran bien.

No nos alimentamos de lo que ingerimos sino de

lo que nuestro organismo es capaz de asimilar. Del total del calcio que tomamos, aprovechamos solamente entre un 10 y un 20 %. ¿Por qué los mayores consumidores de leche son los que más descalcificación padecen? Hay varios factores que concurren en este hecho.

Además de funciones de construcción y mantenimiento de los huesos y dientes, el calcio interviene en diversas funciones metabólicas. La relación calcio/fósforo de la leche de vaca se muestra excesiva para el hombre: la proporción ideal para el hombre es de dos partes de calcio por una de fósforo, pero el contenido en fósforo de la leche de vaca es mucho mayor y no guarda esta proporción y por tanto somete a nuestro organismo y, sobre todo, a nuestros riñones, a un esfuerzo extra.

Junto a esto, su alto contenido en proteínas (34 g por litro) provoca un aumento de la acidez de la sangre. Para contrarrestar este exceso de acidez, nuestro organismo recurre al calcio, primero del que proviene de los alimentos y después del que existe almacenado en los huesos. Esto explicaría por qué los esquimales tienen el mayor índice de osteoporosis del mundo, ¡a pesar de llevar una dieta que incluye 2.000 miligramos de calcio diarios! Los esquimales «pierden» sus huesos por una dieta excesivamente rica en proteínas procedentes del pescado y, por tanto, hiperacidificante, que pagan con calcio a precio de oro.

Por tanto, cuanto más lácteos consumimos, más acidez sufrimos y más calcio se moverá de los almacenes de nuestro cuerpo, para neutralizarla, de manera que nuestros huesos «se aligeran» y se hacen más frágiles.

Por otro lado, la principal proteína de la leche de vaca, la caseína, la que hace posible que la leche se coagule para dar lugar al queso, dificulta también la absorción del calcio, además de otros muchos nutrientes necesarios.

De los 34 gramos de proteínas presentes en cada litro de leche de vaca, el 82 % corresponde a la caseína. En la leche de vaca hay 300 veces más caseína que en la leche materna, entre otras cosas porque los huesos que tiene que construir la cría de la vaca son mucho más grandes que los de las crías humanas.

La leche de vaca resulta difícil de digerir para las personas. Primero, porque neutraliza los ácidos gástricos. Segundo, porque las enzimas digestivas que descomponen la leche —la renina, que descompone la caseína, y la lactasa, que ayuda a disgregar la lactosa—, en la mayoría de las personas desaparecen a los 3 años. Tercero, porque la caseína sin hidrolizar forma grandes coágulos de masa viscosa —que, por cierto, se suele usar para fabricar pegamento para carpintería— que suponen un gran esfuerzo, para el que están preparados los grandes estómagos compartimentados de las vacas, pero no nuestro sistema digestivo. La caseína vacuna en nuestro organismo se endurece y se adhiere al intestino donde impide la absorción de gran cantidad de nutrientes, como el calcio o el hierro, contribuyendo a anemias, fatiga crónica y, también, a un menor aprovechamiento del calcio.

En resumen, mucha gente consume más lácteos para asegurarse el calcio, sin darse cuenta de que de esa manera están agotando sus reservas de calcio para neutralizar los efectos que los lácteos que toman producen en su cuerpo.

Podemos conseguir calcio con todas las ventajas de una dieta saludable y sin los inconvenientes de la leche de vaca por medio de las verduras de hoja verde, los frutos secos, las semillas de sésamo... ¿Todavía crees que necesitas tomar leche?

La leche que consumimos

Además de que podemos obtener el calcio necesario de otras fuentes mejores y más saludables, hay muchas otras razones por las que sería recomendable reducir al mínimo, si no totalmente, el consumo de lácteos.

La leche es un alimento en el que la proliferación de microbios es rapidísima. La leche ha sido pensada para ser mamada, no para consumirse después del ordeño. La leche, que ya de por sí contiene gran cantidad de bacterias, tanto beneficiosas como perjudiciales, una vez ordeñada se convierte en un auténtico caldo de cultivo.

La industria lechera ha solventado este problema con la **pasteurización**, que destruye las bacterias patógenas y conserva la mayor parte de vitaminas y sabor de la leche, y con el **proceso U.H.T.** por el que se somete la leche a altas temperaturas, que destruyen todas las bacterias y virus, pero también las vitaminas. De cualquier manera, la proliferación bacteriana en la leche pasteurizada sigue produciéndose, aunque a velocidad menor, y no hay que olvidar que por mucho que se conserve en el frigorífico, la leche de un cartón abierto dobla su contenido microbiano en apenas un día y medio.

Por otro lado, el proceso de **homogeneización** de la leche industrial, que se realiza para mejorar su textura, trae consigo la fragmentación de proteínas y grasas que de otra forma serían eliminadas por ser alergénicas e indigestas para nuestro organismo a través de las heces y, sin embargo, en fragmentos más pequeños, pasan la barrera intestinal.

Puesto que la leche es un vehículo de excreción, en la leche de vaca podemos encontrar, además de bacterias, gran cantidad de sustancias, más o menos tóxicas, que provienen de lo que ingiere la vaca y que suponen un riesgo para la salud de quien la toma. Si en general se recomienda a las mujeres lactantes que cuiden su alimentación y que consulten a su médico antes de tomar cualquier medicamento, por lo que puedan transmitir a sus bebés, con más razón habrá que cuidar lo que toman las vacas.

La leche puede contener antibióticos, ya que las vacas en ocasiones sufren de mastitis y deben ser tratadas. En principio la leche de una vaca tratada con antibióticos no debe comercializarse hasta pasadas 48 horas después de la última dosis. Si de todas formas, se consume leche con pequeñas trazas de antibióticos por incumplimiento de las normas o simplemente porque el organismo tarda en eliminar los antibióticos un tiempo lógico, estamos contribuyendo a las resistencias bacterianas y haciendo menos efectivos los antibióticos que consumimos cuando de verdad los necesitamos para combatir infecciones.

También pesticidas, ya que la vaca va acumulándolos al tomarlos con el pasto. Como la mayoría son liposolubles, se eliminan a través de la grasa de la leche. Además, la leche transporta hormonas, entre las que está la somatotropina bovina, con la que se ayuda a que produzcan más cantidad de leche y que ha provocado no pocas polémicas entre científicos acerca de sus efectos en los seres humanos.

La leche: efectos secundarios

Así pues, no es de extrañar que, con todo esto, la leche esté relacionada con numerosos trastornos y enfermedades, entre los que se pueden citar:

Trastornos digestivos. Además de los problemas que puede acarrear un alimento tan «apetitoso» para las bacterias, ya hemos apuntado las dificultades digestivas que nos plantea la leche de vaca a los seres humanos, para quienes la naturaleza no ha diseñado este alimento. En algunas personas, esta digestión difícil se llega a convertir en verdaderos trastornos digestivos, como pueden ser **dolores abdominales, úlcera gastroduodenal** —por el efecto rebote en los jugos gástricos que provoca al neutralizar en un primer momento la acidez— o **hemorragias intestinales**, que pueden causar anemia por pérdida de sangre. Como contribuyen al exceso de proteínas de la dieta, provocan fermentación en el intestino, alteraciones de la flora y **estreñimiento.** En último extremo los trastornos digestivos de algunas personas se agravan y desarrollan lo que se conoce como **intolerancia a la lactosa.** La intolerancia a la lactosa se desarrolla por el déficit de lactasa, enzima que disgrega la lactosa y la separa en glucosa y galactosa, y que desaparece con la edad, más o menos rápidamente según la raza. Mientras que en los individuos de raza blanca, grandes consumidores de leche, la lactasa disminuye más lentamente, en los de raza negra, asiática e india de Norteamérica, pueblos que tradicionalmente no han consumido leche, la pérdida de lactasa es total alrededor de los 3 años. En estas personas el consumo de leche provoca malestar abdominal, flatulencia, cólicos y diarrea, ya que la lactosa no digerida pasa al intestino grueso, donde irrita las paredes intestinales.

Anemia. Por un lado porque la caseína dificulta la absorción intestinal de diversos nutrientes, minerales y oligoelementos entre los que se encuentra el hierro, además de las hemorragias intestinales antes mencionadas, y porque la saciedad que produce la leche hace que no se ingieran cantidades suficientes de otros alimentos ricos en hierro.

Trastornos respiratorios. El aumento de mucosidad que provoca la caseína dificulta el funcionamiento correcto del aparato respiratorio y da lugar a infecciones de garganta, nariz, oídos (otitis), bronquitis... Para el doctor francés Gauvin, estas infecciones se deben al consumo elevado de lácteos. A menudo los casos de asma y sinusitis mejoran e incluso desaparecen cuando se deja de consumir leche, tal y como aseguraba el famoso pediatra Frank Oski, fallecido en 1996, director del Centro Pediátrico del Hospital Universitario Johns Hopkins, de Baltimore.

Trastornos coronarios. Las grasas de la leche de vaca son saturadas y contribuyen al aumento del colesterol y los triglicéridos. El contenido en grasas saturadas y colesterol aumenta en los quesos cremosos y curados. Numerosos estudios muestran que el consumo de leche, aunque sea desnatada, ya que su contenido de grasa disminuye muy poco con respecto a la entera, constituye un factor de riesgo para las enfermedades coronarias. Es de sobra conocido que la grasa saturada favorece la arteriosclerosis y la trombosis. También la caseína y la lactosa contribuyen a aumentar los niveles de colesterol y los trastornos coronarios. La pasteurización, que hace las grasas más saturadas aún, y la homogeneización de la leche, que facilita su absorción, ayudan a elevar los niveles de colesterol en la sangre. Lo peor es que la leche no tiene tanta fama de alimento graso como pueda ser la panceta de cerdo y, sin embargo, una taza de leche entera contiene 35 miligramos de colesterol, lo que suponen unos 140 miligramos por litro. El beicon tiene un contenido de colesterol de 62 miligramos por cada 100 gramos. Así que para igualar la cantidad de colesterol de un litro de leche, una persona debería tomar 225 gramos de panceta, pero a nadie se le ocurre tomar todos los días semejante cantidad de panceta y, sin embargo, muchos sí consumen cerca de un litro de leche a diario. Afortunadamente, cada vez más a menudo se recomienda eliminar los lácteos de la dieta a las personas con trastornos cardíacos y riesgo coronario y en dietas de reducción del colesterol.

Diabetes. Diversos estudios apuntan que los bebés alimentados con leche de vaca presentan un riesgo mayor de desarrollar diabetes de tipo I o ser insulinodependientes. En estos casos, la diabetes vendría provocada por una reacción alérgica de tipo autoinmunitario en las células beta del páncreas, encargadas de segregar la insulina.

Alergias. Las proteínas de la leche, entre las que se encuentra la caseína, son altamente alergénicas. Muchos niños alimentados con biberón desarrollan alergia a la leche de vaca, que les provoca vómitos, diarrea, erupciones, eccemas, dermatitis atópica e incluso asma. En ocasiones, la alergia puede presentarse sin síntomas de tipo digestivo, con lo que pasa desapercibida la verdadera causa del problema alérgico, aunque las pruebas de laboratorio hacen relativamente fácil su diagnóstico. Como con cualquier alergia, una vez que se suspende la exposición al elemento alergénico, los síntomas desaparecen.

Enfermedades autoinmunes y cáncer. El elevado número de antígenos presente en las proteínas de la leche de vaca plantean un gran esfuerzo a nuestro sistema inmunitario, haciéndole producir gran cantidad de anticuerpos. Normalmente nuestro cuerpo elimina a través de las heces las proteínas no descompuestas y los antígenos (cuerpos que causan reacción inmunitaria) de los alimentos. Sin embargo la homogeneización de la leche hace que ciertos fragmentos de proteínas traspasen las barreras intestinales y pasen a la sangre. Esto, en personas con deficiencia de IgA, un tipo de inmunoglobulina presente en las secreciones mucosas de nuestro cuerpo que nos ayuda a defendernos, puede contribuir al desarrollo de enfermedades de carácter autoinmune como la artritis reumatoide, lupus e incluso cáncer de muy variados tipos.

Diversos estudios epidemiológicos han relacionado el consumo habitual de leche, sobre todo si es leche entera, con linfomas, cáncer de ovario y cáncer de próstata. Un estudio realizado en la Universidad de Bergen con más de 15.000 personas durante año y medio concluyó que las personas que toman dos o más vasos de leche al día tenían un riesgo 3,4 veces mayor de padecer linfomas que las que beben menos de un vaso al día. Según diversos estudios publicados en la revistas *The Lancet* y en el *American Journal of Epidemiology*, las mujeres que padecen cáncer de ovario demuestran un consumo mayor de lácteos en comparación con mujeres sanas, y las que beben más de un vaso al día, tienen 3 veces más probabilidades de desarrollar cáncer de mama. Al parecer, la relación entre este tipo de cánceres está en la galactosa. Según el epidemiólogo M. Chan, de la Universidad de Harvard, el consumo de leche está relacionado con el cáncer de próstata. Diversos equipos investigadores llegaron a prácticamente las mismas conclusiones. El riesgo de padecer cáncer de próstata aumenta hasta el 70 % entre los grandes consumidores de lácteos. También se ha relacionado la somatotropina con el cáncer de pulmón. En general, las personas que consumen gran cantidad de grasas, como carne y lácteos, tienen un riesgo de desarrollar cáncer 10 veces mayor.

Y es que la leche sobreexcita nuestro sistema inmunológico y lo agota, además de que cuando se administra somatotropina a las vacas posee un alto contenido en el factor de crecimiento epitelial, relacionado con el desarrollo y proliferación de los diferentes cánceres humanos. Afortunadamente, en muchos países la inyección de somatotropina a las vacas ha sido prohibida, como ocurre en la Unión Europea, aunque resulta preocupante que se permita producir esta hormona con vistas a la exportación.

En resumen, la leche de vaca es un alimento perfecto y completo para el ternero, repleto de bacterias, hormonas, vacunas, grasas, colesterol, virus y, ocasionalmente, antibióticos y pesticidas, para cuyo consumidor habitual puede convertirse en una auténtica bomba de relojería.

¿Aún tienes ganas de tomarte ese vaso de leche?

3. CONTACTO PROLONGADO CON LOS ESTRÓGENOS: tienen más posibilidades de cáncer aquellas mujeres que durante más años están en contacto con los estrógenos. Por ejemplo, cuando la menarquia o primera regla es temprana; cuando la menopausia o última regla es tardía; aquellas que toman anticonceptivos con cantidades significativas de estrógenos. Los estrógenos generan unos residuos o metabolitos que pueden incrementar la velocidad de reproducción de las células de la mama y, con ello, que alguna de ellas «se vuelva loca» y aparezca el cáncer.

4. DIETA INCORRECTA: nadie desconoce la relación, que todos los medios de comunicación vienen divulgando desde hace mucho tiempo, entre el consumo de grasas saturadas y el exceso de colesterol, la hipertensión arterial, la obesidad, la diabetes y el cáncer, por ejemplo. También hay algunos estudios que afirman que el aumento del consumo de azúcares refinados, la carne grasa, las frituras y las harinas refinadas aumenta el riesgo de padecer esta enfermedad. El cáncer de mama se da más en los países industrializados donde el consumo de grasa es elevado frente a aquellos también industrializados pero no consumidores de tanta grasa, como Japón. Esto se debe también al tipo de dieta que siguen, con mucha soja en todas sus variedades, grasas de tipo omega-3 procedentes del pescado, té verde... Sin embargo estas personas, cuando van a Europa o a Esta-

dos Unidos y se adaptan a la dieta occidental, incrementan sus casos de cáncer.

5. NÚMERO DE HIJOS: también se ha relacionado con esta enfermedad. Aquellas mujeres que han tenido siete o más hijos reducen el riesgo en casi un 47 %, frente a las que han tenido un único alumbramiento o ninguno. Se cree que esto puede ser debido a que no hay tanta fluctuación en los estrógenos cuando una madre está embarazada, y además tiene menos reglas.

6. CAUSAS MEDIOAMBIENTALES: vivir cerca de una central nuclear conlleva un riesgo, así como la cantidad de plaguicidas, pesticidas y demás aditivos que se vierten sobre los alimentos que luego ingerimos. Tanto es así que, cuando se prohibieron algunas de estas sustancias organocloradas en Israel, entre los años 1976 y 1986, el índice de cáncer de mama descendió en un 20 %. En los países industrializados que no tienen funcionando centrales nucleares ni dentro ni cerca de sus fronteras, descendió esta enfermedad, mientras que en aquellos que sí las tenían fue incrementándose. Esto ocurre en el período que comprende de 1970 a 1986, cuando una radiación de baja intensidad se filtra en el subsuelo y afecta a las aguas subterráneas y, en consecuencia, los cultivos. Además el viento también transporta esa radiactividad a las plantas y a los animales, y por tanto a las personas. Hay un dato muy significativo como es que en estos años en Long Island aumenta el cáncer de mama un 39 %, así como otros tipos de cáncer.

¡Qué mala onda! Los campos electromagnéticos y su influencia en nuestra salud

¿Te has parado a pensar en la cantidad de aparatos eléctricos que nos rodean? En nuestra casa, en nuestra oficina, en la calle... hay infinitud de aparatos y líneas eléctricas que, cuando están en funcionamiento, por la electricidad, crean a su alrededor campos electromagnéticos de mayor o menor intensidad y que influyen en nuestro bienestar. O más bien, deberíamos decir nuestro malestar, ya que sus efectos pueden ir desde la fatiga a enfermedades graves. Todo depende de la predisposición personal de cada uno, el tiempo durante el que nos exponemos a esos campos electromagnéticos y su intensidad.

Cabría decir que, bueno, para campo magnético potente a nuestro alrededor, el de la Tierra, pero a diferencia de los campos creados por aparatos eléctricos, el de la Tierra es un campo estático, como un gigantesco imán, mientras que el de la corriente eléctrica es pulsante. La electricidad de nuestras casas, por ejemplo, va como un latido a 50 pulsaciones por segundo (50 hercios). Estos campos magnéticos pulsantes están presentes en nuestras casas, por medio de nuestros electrodomésticos, instalaciones eléctricas, en las oficinas, con los ordenadores, fotocopiadoras, aparatos de fax, aire acondicionado y las fábricas, con sus maquinarias, en la calle, a través de las líneas eléctricas, antenas de telefonía móvil. La lista es enorme.

Nosotros, igual que otros seres vivos, también tenemos cierto nivel de corrientes eléctricas y, por supuesto, campos magnéticos de forma natural en nuestro cuerpo para que funcione correctamente. Sin embargo, los niveles de las corrientes y campos de nuestro cuerpo son muy débiles en comparación con los que emiten los aparatos eléctricos que nos rodean y, por tanto, nuestra exposición a ellos nos influye de forma muy negativa. Es como si recibiéramos una sobrecarga que, al contrario que los campos magnéticos naturales y estáticos que nos mantienen «conectados», nos provoca «arritmias» biológicas y nos conduce así hacia el malestar y la enfermedad.

Diversos estudios e investigaciones científicas han constatado que los campos magnéticos pulsantes influyen en las personas de forma negativa: alteran el equilibrio hormonal, descolocan ciertos procesos bioquímicos en el interior de las células, como la transcripción del ARN o la síntesis de proteínas, influyen en los intercambios de las membranas celulares...

¿Cómo nos influyen los campos electromagnéticos? Los seres vivos son sensibles al hábitat que les rodea y sus variables, incluidos los cambios en el campo magnético terrestre. Además, los vertebrados somos sensibles a las fluctuaciones del campo magnético de nuestro planeta gracias a la glándula pineal. Los cambios del campo magnético terrestre son cíclicos naturalmente, y gracias a esta glándula, su sensibilidad y la luz que nos rodea, nos sincronizamos con la naturaleza. La glándula pineal es en realidad nuestro reloj biológico, que nos marca nuestros ciclos naturales. Pero claro, esta glándula es sensible a todo campo magnético, no sólo los naturales.

Algunos estudios han demostrado que, en algunos animales y en las personas, la glándula pineal detecta campos magnéticos artificiales también, ya que la exposición a otros campos influye en su actividad a nivel celular, provocando cambios en la producción de la melatonina, una hormona con gran poder anticancerígeno, y la serotonina, la llamada hormona del humor.

Precisamente, las personas habitualmente expuestas a campos electromagnéticos suelen sufrir cambios de humor y comportamiento, insomnio y trastornos en el sistema inmunitario. Esto es porque los campos eléctricos y magnéticos artificiales hacen que los niveles de estas hormonas bajen notablemente. Dentro de las muchas actividades regeneradoras y reparadoras que nuestro organismo realiza por la noche, la glándula pineal segrega melatonina. Sin embargo, tal y como ha podido constatar el profesor de neuroendocrinología de la Universidad de San Antonio, Tejas, los campos electromagnéticos tienen el mismo efecto en la glándula pineal que la luz, de manera que interfieren en este proceso. El resultado, como mínimo, es una persona cansada, que no duerme y con las defensas bajas. ¿Y a largo plazo?

Diversos científicos del prestigioso Instituto Karolinska de Suecia se han planteado esa misma cuestión y han decidido realizar diversos estudios sobre la influencia o posible relación entre la exposición a intensos campos electromagnéticos y la incidencia de diversos tumores y tipos de leucemia. En concreto, realizaron uno de los más ambiciosos estudios sobre este tema, cuyos resultados fueron publicados en 1994 en el *American Journal of Epidemiology*.

Los investigadores del Instituto Karolinska estudiaron la salud de las personas que vivían o que habían vivido en un radio de 300 metros alrededor de líneas de alta tensión durante un período que abarcaba desde 1960 a 1985, en total una población de 436.503 personas. Los resultados demostraron que, por ejemplo, en el caso de la incidencia de leucemia infantil, el riesgo relativo de la población expuesta se multiplicaba por 2,7 con respecto al riesgo de las personas no expuestas, para unos valores de contaminación electromagnética a partir de 200 nanoteslas. Este mismo riesgo subía hasta un 380 % si la potencia se incrementaba a 300 nanoteslas.

También con respecto a campos de una potencia de 200 nanoteslas, el riesgo de padecer otros tipos de leucemia, como la mieloide aguda y la mieloide crónica entre la población adulta se vio incrementado en un 170 %, con respecto al grupo de control. Puesto que a menor distancia más intensidad de radiación se recibe, el índice más elevado de casos de cáncer se daba en las viviendas situadas a menos de 50 metros de las líneas de alto voltaje.

Con estos resultados, es más que obvio que la exposición a campos magnéticos, como los que generan las líneas de alta tensión, aumenta el riesgo de enfermedades tan graves como el cáncer y la leucemia, especialmente la leucemia infantil. Afortunadamente, a la vista de estos estudios, el gobierno sueco decidió elaborar una normativa que regula la exposición de la población a estos campos, situando el límite máximo a un nivel de 200 nanoteslas. Sin embargo, en nuestro país la situación no está tan regulada, aunque la movilización social ayudará a cambiarla. Cada vez más la población solicita el soterramiento de las líneas de alto voltaje y exige una normativa más estricta con las antenas de telefonía móvil.

Sin embargo, uno puede pensar que, si no vive cerca de una línea de alta tensión o una antena de telefonía móvil, puede estar tranquilo. La realidad es que estamos más expuestos a la contaminación electromagnética de lo que nos imaginamos. Repasemos una jornada normal de nuestra vida para tomar conciencia de la cantidad de radiación electromagnética que recibimos.

Por la mañana nos despertamos escuchando las noticias con nuestro radiorreloj situado en la mesilla de noche. Estos aparatos tienen un transformador en su interior que ha estado muy cerca de nuestra cabeza durante toda la noche, emitiendo un campo de hasta 1.000 nanoteslas. Recordemos que los suecos decidieron poner el límite en 200 nanoteslas, la quinta parte, ya que ya desde ese nivel se observaba un aumento significativo de cánceres y leucemias. Si sufres de trastornos del sueño, insomnio, irritabilidad, cansancio, depresión, migrañas... ¡revisa tu dormitorio! Tu radiorreloj eléctrico puede estar arruinándote ese sueño reparador que tanto necesitas. ¡Cámbialo por el clásico despertador mecánico con campanas o por un radiorreloj a pilas!

Después de una ducha energizante, nos secamos el pelo y nos peinamos con un secador o nos afeitamos con nuestra máquina eléctrica último modelo. Estos aparatos generan un campo elevadísimo. Las maquinillas pueden emitir hasta 1,5 millones de nanoteslas y el secador, hasta 2 millones. Aunque el tiempo de uso es corto normalmente, hay estudios que relacionan el cáncer con el uso de afeitadoras eléctricas, como el efectuado por Richard Severson, del Instituto de Investigación sobre el Cáncer Fred Hutchinson. Otros estudios señalan a las peluqueras como una de las profesiones con más incidencia de cáncer de mama. ¿Imaginas por qué? Se pasan el día secador en mano. ¿Qué podemos hacer al respecto? Usar las maquinillas de afeitar clásicas con cuchillas y usar secadores de los que tienen situado el motor en la pared y el aire sale por un tubo. Con estos secadores estamos algo más lejos del motor y, por tanto, del campo, cuya radiación disminuye con la distancia.

Ya nos hemos arreglado y pasamos a la cocina. Como andamos con prisas, nos calentamos el desayuno en el microondas. Este aparato emite un campo potente de aproximadamente 200.000 nanoteslas, que desciende conforme nos alejamos. Además de las alteraciones en las propiedades nutritivas de los alimentos que provocan, los microondas tienen el riesgo añadido de que con el tiempo pueden tener fugas. Si puedes, evítalo, o por lo menos aléjate cuando lo pongas en marcha. Analiza también el tiempo que pasas en la cocina, sobre todo si tienes una placa eléctrica. La placa puede llegar a producir 5.000 nanoteslas a 50 centímetros de distancia y hasta 20.000 a una distancia de 30. Además, si tienes instalado el horno debajo, debes añadir la radiación que emite el reloj del horno. No sólo debes tener en cuenta la potencia, sino como decimos, el tiempo que pasas expuesto a esas ondas. Especialmente preocupante es el uso de las placas por parte de mujeres embarazadas, ya que sus bebés son los más próximos a la fuente de radiación.

Salimos ya de casa y encendemos el teléfono móvil. Las radiaciones del teléfono móvil son muy penetrantes y además los utilizamos a pocos centímetros de nuestro cerebro. Nuestro cerebro, que también funciona por impulsos eléctricos, siente la influencia de las ondas de los móviles incluso días después de su uso, tal y como ha comprobado el doctor Lebrecht von Klitzing de la Facultad de Medicina de Lübeck. Cuanto más usamos el móvil, más nos afecta. Cuanto más larga es la llamada, más nos altera nuestras ondas cerebrales. Lo mejor que podemos hacer es, además de usarlo lo imprescindible, procurar hablar en terreno abierto y utilizar el sistema de «manos libres».

Llegamos a nuestra oficina y estamos rodeados de fluorescentes que nos iluminan —no en vano es la luz que resulta más barata— y ahí está nuestro ordenador. No sólo cuenta el fluorescente que tenemos encima, que puede generar alrededor de 200 nanoteslas, sino también el fluorescente que está por debajo, en el techo del piso de abajo, pero a poca distancia de donde nos encontramos, que nos irradia varios miles. Mejor sería cambiar estos fluorescentes por los llamados compactos o de espectro completo. Su nivel de radiación es notablemente más bajo.

El ordenador, nuestro fiel compañero de oficina, nos proporciona dosis de más de 1.000 nanoteslas a una distancia de un metro. Su campo puede alcanzar hasta tres o cuatro metros. El doctor David A. Savitz, del departamento de Epidemiología de la Universidad de Carolina del Norte, en Chapel Hill, constató que las mujeres embarazadas que usaban ordenadores con regularidad tenían más probabilidades de sufrir un aborto, y sus hijos, un riesgo 2,2 veces mayor de padecer tumores cerebrales y un 70 % más de probabilidades de desarrollar leucemias. También se ha demostrado que el uso continuado de ordenadores puede ocasionar malformaciones en el feto. Es habitual que las personas que pasan tiempo trabajando con ordenadores sufran de sequedad, enrojecimiento de la piel, erupciones en la cara, en las manos, ojos rojos, llorosos e irritados, sequedad ocular, irritación de las mucosas de nariz y garganta, cansancio, migrañas, estrés, etc. Cuida tu salud y en la medida de lo posible usa ordenadores con monitores de baja radiación o por lo menos, sepárate lo más posible de la pantalla. También puedes conectar el ordenador a tierra y colocar un filtro en la pantalla: tu vista te lo agradecerá y reducirás también las molestas cargas estáticas. Afortunadamente, aunque más costosas, existen las modernas pantallas de cristal líquido y plasma, que emiten radiaciones menores.

Lo mismo se aplica a los televisores. Igualmente, a un metro de distancia proporciona más de 1.000 nanoteslas. En 1987, el doctor Mikolajczyk, del Instituto de Medicina Laboral de Lodz, realizó diversos experimentos con ratas a las que expuso a las radiaciones de varios televisores. Las hembras fueron expuestas durante 60 días antes del apareamiento y durante 16 días en el embarazo. Las crías tuvieron un peso notablemente inferior a las crías de ratas no expuestas. También los machos notaron los efectos de las ondas, con una importante reducción del peso de sus testículos. Al igual que con la pantalla del ordenador, mantén una distancia de al menos 6 veces la diagonal de la pantalla del televisor.

Mientras vemos la televisión, ya relajados en nuestra casa por la noche, sentimos un poco de fresco y encendemos el radiador eléctrico. Este aparato emite radiaciones de más de 1.000 nanoteslas a 30 centímetros y de valores de entre 100 y 200 nanoteslas a un metro. Además de intensa, la radiación vuelve a ser preocupante, ya que estos radiadores suelen usarse también durante la noche cerca de la cama. Alejarse es lo mejor. Si además tienes calefacción radiante en el suelo, piensa que a la distancia a la que duermes (30 cm) estás expuesto a un campo de hasta 8.000 nanoteslas.

Después de un día como éste, una persona recibe una dosis media de más de 20.000 nanoteslas entre líneas eléctricas, transformadores, aparatos, electrodomésticos, móviles y antenas repetidoras. Será tanto más elevada, según el tiempo de uso y la potencia de las máquinas. Son parte de la contaminación que nos rodea, aunque a menudo no seamos conscientes de ello.

Sin embargo, afortunadamente —salvo casos profesionales, que por su trabajo los utilizan durante largos períodos de tiempo—, los electrodomésticos tienen un tiempo de uso limitado y, por tanto, el riesgo que representan es menor.

En cualquier caso, a modo de prevención, mantendremos los electrodomésticos y aparatos eléctricos en general fuera de nuestro dormitorio o lo más lejos posible mientras estén funcionando y, por supuesto, los usaremos el mínimo tiempo imprescindible para reducir al mínimo la contaminación que ocasionan.

Si casualmente tu dormitorio está situado cerca de un transformador de la compañía eléctrica, las dosis de radiación que recibes puede alcanzar las 20.000 nanoteslas. Las personas que viven cerca de transformadores reciben dosis muy elevadas, teniendo en cuenta que el tiempo de exposición es de varias horas diarias, tal y como sucede en viviendas cercanas a cables de alta tensión o incluso aunque la tensión sea baja o media, debido a la proximidad a la que se encuentran de los edificios. Los valores de radiación en estos casos suelen estar por debajo de algunas recomendaciones internacionales sobre radiación «segura» (caso del IRPA, CENELEC: 100/500 microteslas), pero son muy superiores a los niveles de lo que se considera significativo desde el punto de vista epidemiológico, tal y como hemos explicado cuando hablábamos de los diversos estudios realizados sobre la influencia de los campos electromagnéticos en la salud.

Estos niveles de radiación electromagnética que podemos recibir al cabo del día se sitúan muy por encima de lo que estos estudios epidemiológicos indican como niveles de riesgo, ya que elevan las probabilidades de desarrollar enfermedades como el cáncer y la leucemia, amén de producir numerosos trastornos menos graves —aunque no por ello menos molestos— como son el insomnio, la fatiga o la depresión, que influyen negativamente en nuestra calidad de vida. La mejor prevención es hacer un uso razonable de los aparatos eléctricos, empleándolos lo mínimo imprescindible, y mantenerlos a la mayor distancia posible mientras están funcionando, y, como norma, fuera del lugar donde habitualmente descansamos.

Las amalgamas

Cada día somos más conscientes de las consecuencias que tiene para nuestra salud la intoxicación debida al mercurio que se utiliza en las amalgamas, los clásicos empastes dentales. Esta amenaza para nuestra salud se ha relacionado, además, con la infertilidad inespecífica y los abortos, con lo que, con más razón aún si cabe, es preciso saber que existen opciones no tóxicas igualmente eficaces.

Los empastes o amalgamas han sido desde hace tiempo la forma típica de remediar las caries que en ocasiones aparecen en nuestros dientes. Los empastes se preparan con una aleación de varios metales, principalmente mercurio (un 50 %), cobre, plata y zinc. La razón de que se empleen estos metales se encuentra, sobre todo, en su bajo coste. Es una mezcla que resiste bien a la presión que debe soportar por la intensa actividad de masticación que se da en nuestra boca, es maleable y se manipula con facilidad.

Sin embargo, esta mezcla de metales está lejos de ser totalmente inocua. De hecho, el mercurio es uno de los metales pesados más contaminantes que existen. En nuestra boca, debido a la gran presión que se efectúa durante la masticación, el mercurio se libera en forma de gas. Y al masticar, «respiramos» este gas hasta en un 80 % y, de esta manera, llega hasta nuestro sistema nervioso central a través del nervio olfativo y el sistema circulatorio de nuestra cabeza. Otras vías por las que el mercurio puede penetrar en nuestro organismo son la dentina y la pulpa del diente que llevan la amalgama y, por supuesto, al masticar, parte de ese mercurio se va a mezclar con lo que estamos comiendo.

De esta manera, podemos sufrir intoxicación por medio del mercurio presente en los empastes de nuestra boca, que se manifestará de una forma u otra dependiendo del grado de intoxicación que tengamos. Según los expertos, los síntomas de este envenenamiento pueden ser:

Síntomas cerebrales y psíquicos. En caso de intoxicación aguda, síntomas incluso en el sistema vegetativo. Estos síntomas incluyen: falta de tono, trastornos del comportamiento, apatía, desgana, mal humor, pérdida de peso, insomnio, alteraciones del ritmo del sueño con somnolencia diurna, sudoración excesiva, picores, fotofobia...

Manifestaciones cutáneas. Un signo claro de intoxicación por mercurio es el enrojecimiento de la piel en la zona de la nariz, las plantas y el dorso de pies y manos e incluso cierta descamación en la piel de estas zonas.

Síntomas estomatológicos. Es evidente que si el elemento tóxico está en nuestra boca, nuestra boca se verá afectada por, entre otros, problemas de halitosis, encías débiles y sensibles, que sangran fácilmente, exceso de salivación e incluso úlceras.

Infertilidad y abortos. Los empastes causan importantes alteraciones en el aparato reproductor femenino, que pueden llegar incluso a problemas de infertilidad y abortos repetidos. La fertilidad de los hombres también se ve comprometida, ya que disminuye su capacidad de fecundación.

A lo largo de los años en que podemos llevar empastes con aleación de mercurio en nuestra boca, podemos desarrollar una intoxicación leve crónica que nos causará debilidad, cansancio, dolores en las extremidades, cefaleas o migrañas. Eso con suerte de que la intoxicación sea en dosis bajas. Si la intoxicación es alta, esas molestias se pueden convertir en temblores, irascibilidad, pérdida de memoria e incluso distintas alteraciones de tipo neurológico.

Alternativas estéticas no tóxicas

Afortunadamente hoy día existen también alternativas a los empastes tradicionales de mercurio que son de un coste similar y que estéticamente ofrecen resultados comparables e incluso, en ocasiones, mejores:

Argamasas minerales: se toleran bien y ofrecen una gran variedad de tonos con lo que prácticamente podemos igualar nuestro color de dientes, de manera que queda perfecto estéticamente.

Composites: pueden resultar ligeramente tóxicos para la pulpa dental y en ocasiones pueden provocar reacciones alérgicas ya que se fijan con resinas sintéticas que, a menudo, irritan el nervio dental.

Recubrimientos de oro: este método, quizás algo más caro, permite reconstruir perfectamente la pieza dañada, sin desvitalizarla. Se sella con cemento neutro, con lo que se evitan reacciones. El oro es un metal muy bien tolerado que además no se deteriora.

Empastes cerámicos: estéticamente son estupendos, pero los adhesivos con los que se fijan pueden provocar alergias y reacciones tóxicas.

Coronas: se emplean para reparar piezas con varias lesiones. Suelen ser de oro, cerámica o vitrocerámicas, y se pueden fijar con cementos neutros para evitar cualquier tipo de reacción.

¿Estoy intoxicado? ¿A qué nivel? ¿Qué puedo hacer al respecto?

Se puede precisar el nivel de intoxicación de nuestro organismo por amalgamas de mercurio u otros agentes a través de un sencillo análisis mineral del cabello. Esta prueba permite, incluso, saber qué cantidad de metales pesados, además del mercurio, están presentes en nuestro cuerpo.

Es bueno consultar con el dentista para precisar qué tipo de amalgamas se tienen colocadas. Si es así, éstas se pueden sustituir por las ya mencionadas argamasas minerales, los empastes cerámicos fijados con cemento neutro, etc. También es recomendable tomar suplementos de sílice para prevenir la caries, ya que si aparece más en las piezas ya estropeadas, el riesgo de que se libere más mercurio aumenta. El sílice, además, nos ayudará a fortalecer las encías y las estructuras óseas de la boca.

También podemos prevenir una intoxicación crónica tomando selenio, que enlaza con el mercurio, y también vitaminas C y E. Estas medidas suavizan los efectos negativos del mercurio, pero no son soluciones definitivas. Lo definitivo es eliminar el mercurio de la boca, ya que cuanta más cantidad de mercurio tengamos en la boca, más se liberará al masticar o al cepillarnos los dientes.

La presencia del mercurio en la boca puede ocasionar efectos tan desagradables como zumbidos debido a las corrientes eléctricas que se pueden generar en la boca debido al roce durante el cepillado. Curiosamente, las personas que oyen zumbidos, suelen dejar de hacerlo al eliminar las amalgamas metálicas.

Mi gran amigo, Raúl de la Rosa, experto en este tema, en una ocasión me relató el sorprendente caso de una mujer que oía voces y sonidos musicales a ciertas horas y en ciertos lugares. Era enfermera y debido a estas molestias que estaban empezando a trastornarla, tuvo que dejar su trabajo. Estaba en tratamiento psiquiátrico y no mejoraba. Tras realizar mediciones de radiaciones en su casa y comprobar que llevaba distintas amalgamas metálicas, mi amigo le pidió que le llamara en cuanto oyese aquellos extraños sonidos. Cuando llegó, sintonizó varias emisoras de radio hasta dar con aquella que ella identificaba con las voces y sonidos que oía. Lo que le pasaba tenía una explicación muy simple: el metal que tenía en la boca le hacía las veces de antena receptora y oía una emisora de radio. Por supuesto, le recomendó que se quitara los empastes metálicos de la boca, y desde entonces, los sonidos y voces no volvieron a aparecer.

Si te interesa profundizar en este apasionante tema, te recomiendo la lectura de los libros de Raúl de la Rosa, director de la revista *Dharma* y técnico en prevención de riesgos laborales, autor de *Un hogar sano y natural* y *Sé feliz, el poder de ser consciente*. Es todo un experto en radiaciones, contaminación electromagnética y geobiología, y además los combina maravillosamente con una filosofía de vida que trata de equilibrar cuerpo, mente y espíritu.

7. TRATAMIENTOS HORMONALES. Cada vez se está más seguro de la relación que existe entre los tratamientos de base hormonal y el aumento del cáncer de mama. Hoy se sabe, y así lo confirman rigurosos estudios, que las mujeres que toman la píldora tienen un riesgo mayor de padecer problemas en sus mamas, incluso un tiempo después de dejar de tomarla. Además, el riesgo aumenta cuanto más temprana es la edad en que una mujer empieza este tratamiento; o sea, tendrá más riesgos una mujer que ha empezado antes de los 20 años. Tanto los anticonceptivos orales como las terapias hormonales que se administran en la menopausia conllevan algunos riesgos (véase Terapia Hormonal Sustitutiva).

8. VESTUARIO. La moda textil actual también influye. Por ejemplo, los andrólogos han detectado que desde que el hombre usa pantalones ajustados, las impotencias e infertilidades han crecido. Sucede lo mismo en el caso de las mujeres, sobre todo con los sujetadores que suben y realzan los senos. ¿A qué precio? Algunos estudios aseguran que los colectivos de mujeres que usan este tipo de prendas las 24 horas del día sufren una mayor incidencia de cáncer de mama que aquellas de otras culturas donde el sujetador no es «obligatorio». El sujetador excesivamente ajustado deja unas marcas rojas en los hombros y debajo de los senos. Los aros que llevan, en ocasiones metálicos, producen unas microlesiones que con el tiempo se convierten en lesiones más graves, amén de cortar el flujo de energía de los meridianos chinos, bloqueándolos y, a la vez, dificultando la llegada

de oxígeno a los pulmones, ya que el sujetador oprime y nos obliga a realizar una respiración clavicular muy alta, utilizando solamente los vértices superiores de los pulmones, lo que produce una menor llegada de oxígeno a las células. En un libro escrito por Sydney Ross Singer y Soma Grismayjer, *Dressed to kill* (Vestida para matar), viene a decir que la incidencia de cáncer de mama es cuatro veces más elevada en culturas que utilizan sujetador, como en algunas partes de Europa y Norteamérica, en comparación con países donde no se usa como Polonia, indios nativos de América, Singapur, Malasia o Bombay.

Una buena exploración, la mejor prevención

Es conveniente realizar una autoexploración mamaria cuando menos una vez al mes. Sería deseable realizarla una vez por semana o la semana siguiente a la regla; con ella podemos detectar pequeños cambios en la piel de las mamas, o bien pequeños bultos, durezas u otras modificaciones que debemos consultar con el/la ginecólogo/a. La exploración de las mamas debe hacerse en cuatro fases:

1. De pie frente al espejo comprobamos la similitud o simetría de ambas mamas, así como el aspecto de la piel y posibles bultos externos. Es un signo de alarma la aparición de piel de naranja.
2. Frente al espejo nos colocamos «de lado» y nos inclinamos ligeramente para comprobar que las mamas son regulares, no muestran tiranteces, u otras irregularidades.
3. Palpamos con la mano cada una de las mamas con «cierto orden». Las dividimos de forma imaginaria en cuatro porciones y, sucesivamente, palpamos con dos o tres dedos cada uno de los cuadrantes empezando por el más próximo a la axila y siguiendo las agujas del reloj.

Ejercemos una ligera presión para explorar el tejido interno de la areola y el pezón. Ejercemos una presión en el pezón para verificar si sale algún líquido. Si encontramos pequeños bultos, zonas dolorosas u otras anomalías en cualquier movimiento de esta exploración, debemos consultar con el médico.

4. Ponemos la mano «en jarras», el codo hacia delante y con la otra mano exploramos la axila intentando buscar algún bultito redondo que corresponda a alguna «adenopatía». Realizamos la misma operación en la otra axila.

· OTROS REMEDIOS Y RECETAS ·

En esta parte, se incluyen algunos remedios generales, así como recetas que sirven para tratar más de una dolencia y que, además, pueden ayudar a mantener un estado de salud general adecuado.

ALCOHOL. PREVENIR LOS PELIGROS

El alcohol fue descubierto por alquimistas árabes en el siglo VII, y su nombre deriva de la expresión árabe «al-kohl».

Cuando este alcohol etílico llega al hígado se forma una sustancia tóxica llamada acetaldehído, que facilita la deshidratación de las células de todo el cuerpo.

En otras palabras, con el alcohol perdemos más líquido de lo normal... nos deshidratamos y esto afecta directamente al sistema nervioso, al corazón, al aparato digestivo... cuanto más se bebe, mayores son las molestias... mayor es la resaca.

Para disminuir la deshidratación y los efectos del alcohol, además de beber lo justo, lo menos posible, te aconsejamos que, antes de beber, tomes dos cucharadas de aceite de oliva virgen.

El aceite forma una fina capa en el interior del estómago y del intestino que, además de proteger las paredes de estos órganos, secuestra el alcohol y hace que su paso a la sangre sea más lento, lo que disminuye el riesgo de deshidratación o resaca.

Hay muchas personas que beben alcohol por mimetismo: ven a otras que lo hacen y si no las imitan se sienten distintas, fuera de lugar.

Otros beben para acompañarse, necesitan tener en la mano una copa de whisky o un vaso de vino mientras hablan, bien sea porque están cerrando un trato o porque se trata de una forma más amena de mantener una conversación de trabajo. A estas personas se les conoce con el nombre de bebedores sociales.

Muchos desconocen que este acto social a menudo conlleva consecuencias negativas para la salud. Un ejemplo: el 30 % de los accidentes de tráfico tiene como principal culpable al alcohol. Se sabe que se producen aproximadamente unos 12.000 fallecimientos anuales como consecuencia directa o indirecta del consumo excesivo de bebidas alcohólicas.

Además, el 75 % de los menores de 18 años lo consume ocasionalmente.

Queremos ofreceros una solución para que cuando no nos quede más remedio que beber alcohol, nuestro sistema nervioso, digestivo, corazón y por supuesto hígado sufran lo menos posible.

Cuando el alcohol etílico que hemos bebido llega hasta el hígado, se forma una sustancia tóxica llamada acetaldehído, que facilita la deshidratación de todas las células de nuestro cuerpo. Con el alcohol perdemos más líquido de lo normal, y cuanto más bebemos más nos deshidratamos, por eso al día siguiente tenemos la típica sensación de reseco (resaca).

Para prevenir esta deshidratación y el resto de consecuencias negativas de beber alcohol, tomaremos una cucharada sopera de aceite virgen de oliva de primera presión en frío por cada 20 kilos de peso corporal, aproximadamente.

Es decir, alguien cuyo peso es de 80 kilos tendrá que ingerir 4 cucharadas soperas antes de beber. Esto lo que hace es que el alcohol se absorba menos del 50 %. A la media hora el aceite estimula que se vacíe la vesícula biliar de bilis, y cuando pase al intestino va a capturar las moléculas de alcohol, impidiendo que lo absorbamos. Estas moléculas serán liberadas lentamente a la sangre, poco a poco, de manera que evitaremos que nos afecte. Así podremos conducir y evitar accidentes, amén de ayudar a nuestro organismo.

Las nueces y demás frutos secos contienen ácidos grasos insaturados, que en este caso cumplen la misma función que el aceite de oliva.

Remedios

Para prevenir la resaca **después de una fiesta,** pon un manojo de perejil en una olla con medio litro de agua y hiérvela durante cinco minutos. El líquido se cuela y se bebe un vaso después de la fiesta, antes de acostarte, o un vaso a la mañana siguiente, en ayunas, y otro antes de la comida. Esta bebida de perejil no sólo previene la resaca, sino que también depura la sangre, el tracto digestivo y las vías urinarias.

Beber una infusión de hibiscus en un litro y medio de agua al llegar a casa.

Receta: gazpacho para la resaca

Después de una soberbia noche de alcohol, se prepara en la licuadora un zumo con los siguientes ingredientes:

> 2 tomates
> 1 pepino
> 2 cucharadas de cebolla picada
> 1 cucharada sopera de aceite de oliva de primera presión en frío

Tomar sólo esto al llegar a casa y al día siguiente seguiremos teniendo ganas de todo.

Receta: col

Infusión de hojas de col: 6 cucharadas o 1 puñado grande de col picada en 3 vasos de agua. Se hierve tapado 3 minutos y se deja reposar 20 minutos.

Se toma el contenido de la botella en un tiempo inferior a 2-3 horas.

En homeopatía hay un remedio fantástico: NUX VOMICA 9CH o 12CH. Son unos envases de bolsillo que se manejan muy bien y se toman después de haber bebido, antes de acostarnos, al levantarnos y cada 30 minutos hasta que se mejore.

Hepatitis, enfermedades degenerativas hepáticas, cirrosis

Esta receta puede llegar a evitar la degeneración total del hígado y sabemos de un caso en el que ha evitado un trasplante de hígado.

> 3 hojas grandes de aloe vera (1 metro)
> 3 cucharadas soperas de brandy o whisky de buena calidad
> H kg de miel de romero

Pelar y trocear la planta; a continuación se tritura junto con el brandy y la miel. Se mete en un recipiente y se cierra.

Tomar una cucharada sopera media hora antes de las comidas.

Guardar el preparado en la nevera.

Por norma general, si el problema es muy importante, se toman 3 cucharadas soperas antes de las principales comidas.

Tomar de continuo, descansando según se vaya viendo la mejoría.

· ·
ARTRITIS-REUMATISMO. DIETA
· ·

Desayuno

> Leche vegetal con malta o café de cereales.
> Galletas integrales con sésamo o pasas de Corinto.
> Tortas de arroz inflado con sésamo.
> Mantequilla de maíz y mermeladas biológicas integrales.

> Endulzar con melaza de caña, de maíz o cebada.
> Zumo de fruta con pulpa o fruta dulce: sandía, melón, piña, uva, etcétera.
> Todos los días se tomarán en el desayuno pipas de girasol sin tostar o una cucharadita de sésamo o 4 nueces, alternando cada día.
> Pan integral tostado o pan integral normal de herbodietética, pan de centeno o pan de cereales integrales.
> Nueces, tofu con fruta rallada.
> Al comienzo del otoño y en primavera se tomará jalea real liofilizada durante 28 días.

Comida

> En primer lugar se tomará fruta, a excepción de cítricos.
> Ensalada variada, excepto de pimiento y tomate, de todo lo que se pueda comer, y también se le pueden añadir verduras cocidas, excepto patata.
> Plato de sopa de verduras con legumbre o fideos o también de sémola integral o tapioca, y siempre utilizando el agua de la cocción de las verduras.
> Lentejas con verduras muy recomendables. Garbanzos con arroz integral y verduras o guisantes.
> Salmón a la plancha, al horno o vapor, 2 veces por semana en comida o cena.
> Gallo o merluza a la plancha, horno o vapor.
> Arroz integral con pescado y coliflor o arroz con verduras.
> Coliflor cocida con mayonesa vegetal.
> Endibias con nueces y tofu (queso de soja).
> Carne vegetal a la plancha.

Cena

> Fruta antes de cenar si se desea, excepto cítricos.
> Berenjenas a la plancha con tofu (queso de soja).

> Acelga sin la hoja, judías, borraja, achicoria o cualquier otra verdura rehogada con ajo y tofu.
> No tomar espinacas ni col (berza).
> Espárragos verdes o blancos, principalmente frescos con mayonesa vegetal.
> Tortillas con cualquier vegetal, espárragos, alcachofas, setas, champiñones, etcétera.
> Pescado a la plancha: salmón, gallo, merluza, etcétera.
> Natillas, pudin, flan de vainilla.
> Requesón con miel, nueces o sésamo.
> Manzana asada o compota de fruta sin añadir azúcar.

Consejos

El aceite a utilizar será de sésamo o en su defecto de oliva virgen de primera presión en frío.

Sal marina, poca cantidad.

Vinagre de sidra o manzana o limón.

Los quesos son: cabra, búfala (mozarella) y soja (tofu).

Tanto en el apartado de desayunos, comidas o cenas puedes tomarte mezclado a tu criterio lo que desees, sin apartarte de lo que se indica en cada apartado.

También se puede utilizar cualquiera de las dietas que vienen en el apartado de «medicina biológica», así como combinar esta dieta con cualquier plato que sugerimos en dicho apartado.

COLESTEROL, GLUCOSA, ÁCIDO ÚRICO. CONTROL

Macerar durante 12 días 100 gramos de perejil en 1 litro de vino blanco seco. Dejar macerar hasta que las ramas de perejil queden blancas como la nieve, a continuación tomar 3 cucharadas soperas antes de las comidas.

La manzana es la fruta que más baja el colesterol, esto ya se ha demostrado científicamente, por lo que es muy recomendable todas las mañanas para personas con colesterol alto.

Así mismo es muy recomendable tomar nueces ya que se sabe que también bajan el colesterol.

El consumo de ajo crudo o hervido es un poderoso reductor del colesterol LDL o colesterol malo.

En los colesteroles muy altos y rebeldes tomar un yogur bio, tres cucharadas de salvado de avena y una manzana rallada. Mezclarlo todo y tomarlo en ayunas.

MACERACIÓN DE ALPISTE: Macerar durante 24 horas y tomarlo todo a la mañana, durante 40 días.

COLESTEROL Y TRIGLICÉRIDOS. DIETAS

Triglicéridos

> 3 o 4 hojas de lechuga verdes
> 3 o 4 hojas de berza verdes
> 3 ramas de apio
> 1 cebolla
> 2 cucharadas de alpiste

Se hierve todo en un litro de agua durante 5 o 10 minutos, y se toma media hora antes de la comida un vaso pequeño, añadiendo a cada toma la 1.ª semana el zumo de medio limón; la 2.ª semana el zumo de 1 limón y la 3.ª semana el zumo de 1 ½ limón.

Repetir el litro de agua hasta completar un mes de tratamiento.

Colesterol de + 300 mg

> 1 vaso de zumo de tomate natural
> 2 cucharadas de aceite de oliva de primera presión en frío
> zumo de 1 limón

Se tiene toda la noche en maceración y se toma en ayunas, durante 9 días, se descansan 7 días y se repite así sucesivamente hasta tenerlo por debajo de 200.

Otras formas de bajar el colesterol

1. Poner 2 berenjenas troceadas en 1 litro de agua, dejar macerar toda la noche y tomar un vaso antes de cada comida, añadiendo el zumo de medio limón.
   Repetir cuantas veces sea necesario.
   También se puede hacer hirviendo las berenjenas 15 minutos.
2. Igual que la forma anterior pero con alpiste (2 cucharadas).

Se toma el tiempo que sea necesario hasta que baje el colesterol.

CORAZÓN. FORTALECIMIENTO

> 10 ramas de perejil
> 1 litro de vino blanco
> 2 cucharadas de vinagre de vino puro

Se cuece 8-10 minutos, se deja reposar 15 minutos; se filtra y se añaden 300 gramos de miel de romero.
Se conserva en el frigorífico y se toman 2-3 cucharadas al día.

CORAZÓN, SANGRE SUCIA, INFARTADOS, ANGINA DE PECHO

> 1 cabeza de ajos
> ½ cebolla
> 1 limón
> 1 cucharada de miel

Se hierve en medio litro de agua a fuego lento durante 10 minutos los ajos y la cebolla, se filtra y se añade el limón y la miel.

Se toman 3 tazas diarias.

Si te ha dado un infarto, probablemente no se repita.

DIABETES. RECOMENDACIONES EN ALIMENTACIÓN

Caldo de verduras dulces

> Calabaza o nabo
> Zanahoria
> Cebolla
> Col china, **si no se encuentra, col del país**

Cuando no haya calabaza, que no hay todo el año, se añade nabo, nunca calabaza y nabo juntos.

Se pican muy menudas un vaso de cada una de las verduras anteriores.

Se pone a hervir 3 litros de agua, se añade primero la cebolla y se deja hervir 2 minutos, pues es la más fuerte; a continuación se añaden el resto de las verduras dejándolas hervir 20 minutos con tapadera a fuego lento.

Se dejan reposar 15-30 minutos. Es el caldo lo que se

utiliza para nivelar el azúcar en sangre. Esto relaja el páncreas y quita la ansiedad.

Guardar en la nevera y no más de 3 días, ya que pierde calidad, por tanto adecuar la cantidad para no tirar el caldo sobrante.

Forma de tomar

Se filtra y se toma una tacita del caldo a la mañana, entre las 10 y 11 h y otra a la tarde entre las 17.30 y 18.30 h. Las tomas son un poco relativas y van a depender de a qué hora nos levantemos, qué hora comemos al mediodía, la cena... pero en ningún caso tomaremos alimentos antes de 30 minutos.

Se tomará calentito, todos los días.

Está especialmente indicado además de para los diabéticos, para las mujeres menopáusicas (para subidas de calor, es mano de santo).

Además el arroz integral será para ti lo que es el pan para nosotros, debes tomarlo todos los días; lo puedes hacer solo, con verduras que te indico o con mijo, tipo paella, es muy rico.

También arroz blanco normal como acompañamiento de cualquier plato, en lugar de pan.

> Azukis, son unos frijoles pequeñitos japoneses, hacerlos con calabaza y un trocito de alga kombu.
> Verduras salteadas con un poco de aceite y shoyu.
> Cacahuetes en pequeñas cantidades.
> También te iría muy bien de vez en cuando (una vez por semana) ponerte compresas de jengibre en el páncreas.

Todo esto es básico para que tu organismo funcione bien, así tu cerebro estará ágil y rápido.

> También tomarás 2 o 3 nueces, dos o tres veces por semana.
> Verduras: calabaza, zanahoria, col (berza), nabo, bróculi, pella, coles de Bruselas.

> Germen de trigo: tomar todos los días una cucharada sopera.
> Shoyu: salsa de soja para aderezar en lugar de sal.
> Kuzu con umeboshi y shoyu: tomar 3 veces por semana, también se puede añadir kuzu a la sopa, salsa para darle una textura más cremosa; hay que disolverla antes, siempre en una pequeña cantidad de agua fría y luego incorporar donde deseamos.
> Infusiones de: hojas de nogal, vainas de las judías (frijoles) y de habas, hojas de arándanos que te ayudarán a mantener a raya tu glucosa.
> El mirtilo es un protector de la vista en los diabéticos.
> El suero ácido de leche es muy recomendable (no la leche).
> La verdura cruda junto con buenas cantidades de cebolla (todos los días principalmente cruda), más achicorias, diente de león, endibias y verduras que sean amargas.

Todos los días debes tomar en la comida o cena una cantidad de mijo a modo de pan o mezclado con otros alimentos.

Todo esto no sirve de nada si no cumples estas tres leyes:

1. Caminar todos los días 1 hora sin parar.
2. Masticar cada bocado **30 veces,** hasta que puedas beber los alimentos sólidos y masticar los líquidos.
3. Hacer respiraciones profundas durante 15 minutos, varias veces al día, para regenerar nuestro organismo.

Cuando falla el páncreas lo importante es lo que se digiere, no lo que se ingiere.

Indicado para limpiar el hígado, el intestino y estreñimiento severo

El enema de café es uno de los métodos más rápidos para desintoxicar el hígado.

Conviene limpiar el hígado porque todos los alimentos que se absorben por el intestino (incluidos los medicamentos y otros productos) pasan en primer lugar por el hígado antes de ir a la sangre, y con ella, al resto de las células del organismo.

El hígado es como un gran laboratorio que depura, simplifica y convierte en útiles para las células esos productos que consumimos. Como cualquier laboratorio se «ensucia» con productos residuales, elementos tóxicos que cuesta mucho neutralizar y por eso hay que limpiarlo de vez en cuando.

Mecanismo: la cafeína se transporta directamente al hígado por vía venosa desde el recto, que es por donde introducimos el enema. Se introduce mediante una pera de goma, con la cantidad equivalente a una taza de líquido.

Cuando ingerimos el café por la boca, al hígado llega un derivado de la cafeína que resulta tóxico; en cambio, por vía rectal llega en forma de cafeína.

La cafeína lo que hace es estimular la actividad de los conductos biliares intrahepáticos, que son una especie de recolectores para eliminar productos residuales hepáticos, entre otras cosas. Cuanto más actúan, más elementos sobrantes se eliminan desde las células hepáticas.

En este último caso se lleva a cabo una dilatación de los conductos biliares intrahepáticos y aumenta la actividad del hígado, lo que hace eliminar diversidad de radicales libres. El enema de café activa el sistema porta.

Facilita la eliminación de bilis cargada de hemotoxinas

(que son productos tóxicos que se encuentran en la sangre) hacia el intestino.

El enema se retiene unos 15 minutos como mínimo en el recto. Pasado este tiempo ya se estimula la actividad de los conductos biliares y se eliminan chorros de bilis.

Algunos pacientes con cargas tóxicas hepáticas muy elevadas pueden presentar ciertas náuseas, mareos o mal sabor de boca. Para prevenirlo daremos una infusión de menta que va a diluir esa bilis tan concentrada.

Como dato curioso diremos que durante el enema de retención, la sangre del cuerpo pasa unas 5 veces por el hígado.

CAFÉ: el café contiene un aceite esencial, que le comunica su aroma típico, de acción irritante sobre el conducto digestivo; ácido cafeico y clorogénico, de efecto diurético.

El café produce un aumento en la secreción de jugos gástricos en el aparato digestivo.

RECETA: se hace una infusión de café en un vaso grande de agua al que añadiremos una cucharada de café. Se deja enfriar un poco para no quemarnos y luego lo introducimos en una pera de goma. Nos ayudaremos de un poco de aceite de oliva o de vaselina a la hora de aplicárnosla en el ano. Esto lo haremos recostados sobre el lado izquierdo del cuerpo, en posición horizontal. Se mantiene un mínimo de 15 minutos y se va al baño.

Al igual que nosotros llevamos nuestro automóvil al garaje para cambiar el aceite, limpiar filtros, etc., este **enema** lo deberíamos hacer todos, cada cambio de estación, 3 veces por semana: lunes, miércoles y viernes. También se puede hacer después de haber hecho excesos o tras una temporada en la cual nuestra alimentación por excesos no ha sido la más deseada.

INDIGESTIÓN Y EMPACHOS ALIMENTICIOS

El abuso de ciertos alimentos o la ingestión de alimentos no habituales suelen generar junto a la inmovilidad de las largas comidas y cenas navideñas, jaquecas, empachos, acidez y estreñimiento.

En estos días el uso de una infusión de:

> centaura
> manzanilla amarga
> regaliz

Pueden obrar milagros y **evitar los empachos.**

Añade una pizca de cada planta a un vaso de agua hirviendo; hierve durante 3 minutos, filtra y tómalo después de la comida.

En el caso de que haya empacho se tomará la siguiente infusión:

> manzanilla amarga
> raíz de regaliz
> anís estrellado

Añade una pizca de cada planta a un vaso de agua hirviendo; hierve durante 3 minutos, deja reposar y **enfriar** y tómalo después de las comidas.

KÉFIR

El kéfir, palabra que significa «bendición» en turco, es leche fermentada artificialmente por la acción de los «granos de kéfir». Se produce, pues, una fermentación que degrada los hidratos de carbono asimilables por el organismo.

El kéfir, usado desde antiguo por los habitantes del Cáucaso, fue estudiado científicamente por el profesor Menkiw y también por el doctor Drasek (alemán).

Cualidades

Su papel especial estriba en cambiar la **flora intestinal** de la putrefacción, sustituyéndola, en la medida de lo posible, por el bacilo láctico de propiedades **antisépticas.**

Presenta **propiedades antiviriásicas y antibióticas.** Su eficacia como **preventivo** es indudable, según lo evidencia la longevidad que alcanzan los habitantes de Armenia y Georgia. Normalmente viven con escasas dolencias hasta pasados los 100 años, desconocen la tuberculosis, el cáncer, la úlcera de estómago y demás enfermedades tan frecuentes en nuestra sociedad.

Conviene tener en cuenta que el kéfir de 24 h es **laxante** y el de más de 36 h es **astringente,** siendo indiferente el intermedio.

Durante el larguísimo tiempo en que se viene utilizando, jamás se ha observado ninguna **intoxicación alimenticia,** ni contagio de enfermedad alguna por leche cruda, siempre que ésta esté previamente kefirada.

Aplicaciones

Ha sido utilizado con gran éxito en el tratamiento de enfermedades como la **nefrolitiasis, hipertrofia prostática, hiperglucemia, artritismo reumático, infarto de miocardio, esclerosis múltiple, anemia, asma, bronquitis,** etcétera.

Está especialmente indicado en enfermedades del **aparato digestivo,** tales como la **úlcera de estómago, colitis ulcerosa, intolerancia gástrica,** etcétera.

Forma de preparación

> Preparar ½ litro de leche sin hervir en un frasco de 1 litro con cierre hermético.
> Volcar 150 gramos de granos de kéfir en su interior.
> Dejarlo 24 horas y luego, después de colar el contenido para retener el nódulo de kéfir, beberse el líquido que queda.
> Devolver el nódulo de kéfir al bote, y nuevamente añadir ½ de litro de leche.

Uso y conservación

La leche es indiferente que sea de cabra, vaca u oveja, pero la mejor es la de yegua.

En un limpísimo bote de cristal, con cierre hermético, se colocará el nódulo de kéfir con leche, sin hervir, en el cual flota y se desarrolla.

Es también de gran importancia tener presente que no debemos llenar los botes totalmente, pues de lo contrario no se realiza bien el proceso.

Cada 24 h se renueva la leche y el líquido que se extrae, después de colar el contenido del bote, es lo que se toma. Nuevamente se le añade leche cruda y a la temperatura ambiente. Si se queda sin leche muere y se destruye.

Se lavará el grano de kéfir y el frasco que lo contiene en invierno cada 15 días y en verano cada 8 días. El nódulo de kéfir sólo con agua pura y el frasco con lo que se quiera.

Se puede tomar con cualquier comida fría, pero no se calentará nunca. Una vez extraído el líquido kefirado, puede guardarse en la nevera.

A medida que se repite el proceso, el nódulo de kéfir se va haciendo más grande. Los hongos que lo forman se reproducen por gemación, se puede entonces retirar una parte de éste, que puede entregarse a otra persona.

LUNA LLENA. INFLUENCIA
EN TRATAMIENTOS DE BELLEZA

Antes de detallar qué fases lunares son mejores o peores para determinados tratamientos de belleza conviene explicar las siguientes cuestiones:

> Con frecuencia se confunde la luna descendente con la luna menguante, y la luna ascendente con la luna creciente, pero estos conceptos no son equivalentes.

  A lo largo del recorrido lunar que este satélite efectúa alrededor de la Tierra, la Luna asciende en el hemisferio norte y después desciende. En el cielo del hemisferio sur este movimiento se realiza al mismo tiempo de forma inversa.

  La Luna es ascendente durante el período en que, cada día, su órbita es más elevada que el día anterior. En el cielo, es necesario mirar la Luna durante dos días seguidos para saber si sube o baja: un día se mira la Luna y se toma referencia de su altura en el cielo. Al día siguiente, la Luna vuelve a pasar por la misma vertical, si está más arriba quiere decir que es ascendente.

> Las constelaciones del zodíaco son grupos de estrellas a los cuales los hombres hemos dado el nombre siguiendo su forma. Cuando la Luna pasa por delante de una constelación, activa las influencias propias de esa constelación.

Depilación

Es ideal depilarse en luna descendente, y asociarla con luna menguante para mayor lentitud en la crecida del vello. Se puede retardar más aún su crecida asociando estas fases con aspectos de la Luna con Saturno, Plutón o Venus.

  El mejor signo para las depilaciones es Capricornio. En verano se puede escoger cualquier signo de tierra: Capricornio, Virgo y Tauro.

Sin embargo, según antiguas creencias populares, si se extrae un pelo en la luna llena de Cáncer, no volverá a crecer o lo hará con mucha menos fuerza.

La fecha mejor para depilarse es el 18 de junio (descendente en Capricornio) antes del mediodía.

En estas fechas el vello no vuelve a salir o lo hace con mucha menos fuerza.

Cabello

> Escoger la luna ascendente para dar mayor brillo y vitalidad.

> Asociada a la luna creciente el pelo crecerá más rápido y con la luna menguante crecerá más lento.

> Para tener el cabello más espeso y ligero escoger la luna menguante cuando pasa ante los signos de Tauro, Acuario y especialmente Leo, Virgo y Sagitario.

> Para evitar la caída del cabello escoger la luna creciente ante Acuario, el inicio de Tauro, y mejor aún Virgo y Leo, especialmente cuando el signo de Leo se superpone con la constelación de Leo.

> Evitad los días próximos a la luna nueva.

> No hay que lavar ni cortar los cabellos cuando la luna se encuentre en Piscis o en Cáncer, si se hace los cabellos se van a resentir y puede aparecer la caspa, además el cabello se tornará frágil.

> El mejor momento para lavar y cortar los cabellos es cuando la luna se encuentra en Leo.

> Lo recomendable para hacer peinados y permanentes es cuando la luna se encuentra en Virgo. También es un buen momento para lavar o cortarlos.

Cuidados de la piel y de las uñas

El mejor momento para depilarse o afeitarse, hacer tratamientos para la piel y cortarse las uñas surge cuando la luna se encuentra en Capricornio.

Por otro lado, la luna creciente es un momento favorable para nutrir la piel, mientras que la luna menguante es el momento idóneo para proceder a una limpieza de piel.

. . . .

MIGRAÑAS, JAQUECAS, DOLOR SE CABEZA, NEURALGIAS DEL TRIGÉMINO

. . . .

> Toma en ayunas 2 cucharadas de aceite de oliva virgen con el zumo de 1 limón.
> No **tomes** alimentos fritos.
> No **tomes** pastelería, bollería, chocolatería.
> No **tomes** alimentos envasados, ahumados o enlatados.

> No **mezcles** en una misma comida pan con carne.
> No **mezcles** en una misma comida pan con pescado.
> No **mezcles** en una misma comida carne con pescado.

> El pavo y el pollo se tomarán sin la piel.
> El pan sólo con verduras, fruta y ensaladas.
> El día que tomes legumbres o féculas (garbanzos, lentejas, alubias, patatas, pasta y arroz), **no comas** carne y sí pescado.
> **No tomes** cerdo ni derivados, carnes rojas y vísceras.
> **No tomes** quesos curados y fermentados.

Antes de acostarte hacer lavados de genitales durante 10 minutos con agua fría.

MIOMA, FIBROMA O QUISTE EN ÚTERO U OVARIO. TRATAMIENTO

1. Toma 2 infusiones de zarzaparrilla más condurango en ayunas y antes de cenar.
2. Toma 3 comprimidos de aceite de germen de trigo diarios, 4 comprimidos de levadura de cerveza (2 en el desayuno y 2 en la comida) y 4 perlas de ajo (2 en el desayuno y 2 en la comida).
3. Elimina de la alimentación la leche y todos los derivados, azúcar blanco y alimentos que lo contengan; harina blanca refinada como pan, pasteles, bollería, etc. Se pueden tomar leches vegetales, miel, azúcar moreno y pan integral.
4. Cada 10 días harás una cura de peras, podrás tomar las que desees.
5. Por las noches tomarás 2 mandarinas antes de cenar y lechuga en la cena. Se tomará abundante fruta antes de las comidas, nunca después, y preferentemente naranjas y limones.
6. Prepara una infusión de hojas de nogal con medio litro de agua y 2 cucharadas de hojas de nogal. Aplícala con pera en el interior de la vagina y mantenla media hora.
7. Abre por la mitad 12 calabacines, quita la pulpa interior con cuidado y trocéala a dados, pon en maceración en 1 ½ de ron blanco de buena calidad durante 15 días; tomar 3 cucharadas soperas antes de comer y cenar.
8. Toma diariamente 100 gramos de arroz integral hervido o con verduras. Durante este tratamiento te recomiendo llevar una dieta de avena.

Junto con este tratamiento se pueden llevar una de las siguientes dietas:

> DIETA DE LA AVENA
> DIETAS MACROBIÓTICAS I o II o también alternar éstas un máximo de 90 días, luego hacer una analítica y valorar.

Ejercicios y recomendaciones para corregir

Se harán varios ejercicios con los ojos, sin gafas ni lentillas:

1. Hacer **círculos** con ambos ojos, en ambos sentidos, es decir, hacia la derecha y hacia la izquierda, como si dibujásemos con ellos una gran circunferencia. Realizar 25 giros hacia un lado y 25 hacia el otro.

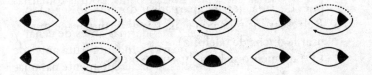

2. Hacer la forma de la letra Z dibujándola con los ojos, forzando al máximo. Realizar veinticinco Z hacia abajo y otras veinticinco Z hacia arriba.

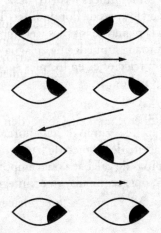

3. Mover los ojos trazando **diagonales,** podemos ponernos frente a una pared y mirar los ángulos.
   Hacer 25 diagonales completas (izquierda — derecha — izquierda) y otras 25 cruzadas.

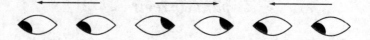

4. Para el ojo más afectado: tapar con la mano hueca el ojo con menos dioptrías y realizar los ejercicios 1, 2, 3... 15 veces. Entre ejercicio y ejercicio parpadear 15 segundos.
5. Parpadeo: parpadear durante 1 minuto cerrando con fuerza los ojos después de toda la tabla de ejercicios. Después de cada ejercicio parpadear durante 15 segundos.
6. Refrescar los ojos con agua fría al terminar (se puede usar la ducha de teléfono).
   El tratamiento se hará durante 6 meses.

> Utiliza calzado con suela de cuero, madera o esparto.
> Utiliza zapatillas deportivas (con suela de goma), exclusivamente para hacer deporte.
> Sustituye el azúcar blanco refinado por miel o azúcar moreno. No tomes dulces industriales.
> Haz vapores en los pies de flor de saúco durante 10 minutos, fricciona la planta de los pies y el empeine a continuación con una toalla humedecida en agua fría.
> Los vapores y fricciones en los pies se harán una vez al día, durante 6 meses.

Además se tomará:
> Vitamina A: aceite o zumo de zanahoria a diario.
> Vitamina E: aceite de germen de trigo.
> Zinc: en las pipas de calabaza o en ampollas.
> Selenio: en la soja germinada, arroz integral, mejillones o en ampollas.

REMEDIO RECOMENDADO EN ANEMIAS GRAVES, PARA EVITAR TRANSFUSIONES DE SANGRE, FALTA DE HIERRO POR HEMOGLOBINA Y FERRITINA BAJA, QUIMIOTERAPIA

> 1 remolacha mediana cruda o envasada al vacío
> 2 zanahorias
> 1 cucharada de levadura de cerveza en escamas

Se pasa por la licuadora la remolacha y las zanahorias, y al zumo resultante se añade 1 cucharada sopera de levadura de cerveza y el zumo de 1 limón.

Se toma, 1 vaso, 3 veces por semana. En casos graves, se tomará a diario.

Este remedio ha evitado transfusiones de sangre en muchos enfermos de cáncer, ya que con la quimioterapia y la radio, estos enfermos se quedan sin hierro.

SOFOCOS Y MENOPAUSIA

LIMÓN + APIO + PEREJIL: se corta 1 limón en 3 o 4 trozos y se pone a calentar a fuego lento en dos litros de agua, junto con dos ramitas de apio, o una grande y un puñado de 25 gramos de perejil. Cuando el líquido se haya reducido a la mitad, se apaga el fuego, se cuela y se bebe a lo largo del día, fuera de las comidas. Hay que seguir este remedio durante 9 días.

LIMÓN: limpia, fluidifica y regenera la sangre, aumenta la absorción de hierro (anemia). Es depurativo: facilita la eliminación de sustancias tóxicas de la sangre.

APIO: limpia la sangre y reduce el colesterol. Está indicado en caso de retención de líquidos o edemas. Es remineralizante y tonificante, por lo que se recomienda en caso de agotamiento o depresión nerviosa. Comunica una sensación de bienestar y vitalidad. El jugo de apio resulta de gran utilidad como tonificante general y remineralizante. Conviene a los que padecen agotamiento o depresión nerviosa.

PEREJIL: es emenagogo (estimula la menstruación). Recomendado en caso de retención de líquidos y celulitis, inapetencia y anemia, convalecencia y agotamiento físico, dismenorreas (menstruaciones irregulares, escasas o dolorosas).

SOJA: este alimento contiene **fitoestrógenos,** sustancias parecidas a los estrógenos que desaparecen con la menopausia. Con la soja los sustituimos parcialmente y la caída es más lenta, con lo que los síntomas se reducen. Se puede tomar soja en todas sus variedades: leche de soja, tofu o queso de soja, tempeh, brotes de soja y miso. Las mujeres japonesas, que comen mucha soja en todas sus presentaciones, apenas conocen los sofocos ni otros trastornos de la menopausia. También podemos encontrar cápsulas de soja y comprimidos en las tiendas especializadas y en algunas farmacias. No conviene abusar de su consumo y no es aconsejable en caso de embarazo o lactancia.

Otros alimentos que contienen **fitoestrógenos** son las alubias, guisantes, lentejas y garbanzos.

Entre las japonesas, por ejemplo, son poco frecuentes los sofocos o los cambios de humor que padecen y soportan las europeas. Y ahondando en el porqué de esa circunstancia algunos estudios afirman que la alimentación desempeña un papel importantísimo en la aparición de trastornos menopáusicos y, concretamente, un producto muy consumido en Asia: la soja.

Esta leguminosa contiene **isoflavonas**, unos componentes que actúan de manera similar a como lo hacen las hormonas femeninas.

Los llamados **fitoestrógenos**, una fórmula natural a base de soja, podrían disminuir los efectos menopáusicos que tienen muchas mujeres.

TINTURA DE AJOS

Ésta es la receta de un fármaco antiguo, encontrada en el año 1972 y escrita en caracteres antiguos, en un monasterio budista de las montañas del Tíbet.

Allá por el año 1969 o 1970, un gitano amigo mío y compañero de trabajo me reveló la fórmula que más tarde, en 1972, se descubriría en el Tíbet; lo que significa que la raza gitana ya conocía las propiedades de este preparado.

La preparación budista dice que hay que tenerlo macerando 10 días en el frigorífico, filtrarlo y volver a guardarlo 2 días más en la nevera.

Si la receta tiene más de mil años, dudo mucho de que los tibetanos lo guardaran en la nevera, por lo que estoy convencido de que la forma indicada, más adecuada y más natural de prepararla, es la que viene haciendo la raza gitana desde hace muchísimos años.

Preparación según la raza gitana:

Se llena un frasco de cristal de 1 litro de capacidad con ajos pelados y troceados (350 gramos como mínimo), y se añade alcohol hasta cubrirlos (unos 200 centímetros cúbicos de alcohol de 90 a 95°, del que se usa para elaborar los licores). Es muy importante que el alcohol cubra los ajos por completo.

Luego se cierra herméticamente y lo enterramos a 4 dedos de profundidad durante 40 días, dejando que caiga sobre él agua, hielo, nieve, viento y todas las inclemencias del tiempo (puede ser en una maceta, estando ésta en el exterior). Pasado este tiempo se desentierra y se tiene 9 días al sereno por la noche y protegido de la luz durante el día. Después ya se puede empezar a tomar.

Hay que tomarlo en gotas, con un poco de leche de cabra o de oveja, o con agua, antes de las comidas.

Forma correcta de tomar
según la tradición budista

DÍA	DESAYUNO	COMIDA	CENA
1	1 gota	2 gotas	3 gotas
2	4	5	6
3	7	8	9
4	10	11	12
5	13	14	15
6	16	17	16
7	15	14	13
8	12	11	10
9	9	8	7
10	6	5	4
11	3	2	1
12	25	25	25
13	25	25	25

Se continuará tomando 25 gotas, tres veces al día, hasta terminar la tintura. **Muy importante: LA TERAPIA NO SE PUEDE REPETIR HASTA QUE NO HAYAN PASADO 5 AÑOS.**

Modo de tomar según la tradición gitana

El primer día se toma una gota de la tintura antes del desayuno; el segundo día 2 gotas también antes de desayunar; el tercer día 3 gotas, y así sucesivamente hasta llegar a 40 gotas. Luego se va descendiendo: 39, 38, 37, 36, etc., hasta acabar con 1 gota.

Creo que la forma de tratamiento es indiferente, no así su preparación. En mi opinión la fórmula gitana es la más natural.

Se recomienda hacer cada año al comienzo del otoño.

Propiedades e indicaciones
de la tintura de ajo

> Limpia el organismo de grasas y lo libera de los cálculos depositados.
> Mejora el metabolismo y, en consecuencia, todos los vasos sanguíneos se vuelven más elásticos.
> Disminuye el peso corporal llevándolo al peso adecuado.
> Deshace los coágulos de la sangre.
> Previene el envejecimiento del cerebro.
> Cura el diafragma miocárdico enfermo, la arteriosclerosis, la ictericia, la sinusitis, la hipertensión, las enfermedades broncopulmonares.
> Hace desaparecer por completo el dolor de cabeza.
> Cura la trombosis del cerebro, la artrosis y el reumatismo.
> Cura la gastritis, las úlceras de estómago y las hemorroides.
> Absorbe todo tipo de tumores externos e internos.
> Cura los diversos disturbios de la vista y oído.
> Combate la impotencia.
> En definitiva, todo el organismo se recupera.

. . . .

TRATAMIENTO PARA EXPULSAR: PIEDRAS, BARROS Y DEMÁS CUERPOS EXTRAÑOS CONTENIDOS EN HÍGADO Y VESÍCULA BILIAR

. . . .

> 2 cucharadas soperas de menta
> 2 cucharadas soperas de manzanilla
> 1 limón, troceado en 4 partes (con piel)
> 1 cucharada de miel de romero

Hervir en ½ litro de agua el limón partido en 4 trozos durante 3 minutos; a continuación añadir la menta y la manzanilla y dejarlos hervir 1 minuto. Reposar 10 minutos y filtrar.

Tomar en ayunas, añadiendo la miel de romero, durante 9 días seguidos y esperar 2 horas a desayunar.

VESÍCULA BILIAR. OPERACIONES

Macerar durante 10 días lo siguiente:

> 1 litro de aceite de oliva virgen de primera presión en frío
> 25 g de boldo
> 25 g de alcachofa
> 25 g de tomillo

A los 10 días filtrar y tomar en ayunas, durante toda la vida, 1 cucharada sopera de la mezcla con el zumo de ½ limón.

ALIMENTACIÓN Y GRUPOS SANGUÍNEOS

Los naturópatas James D'Adamo y su hijo Peter han sido los impulsores de esta filosofía que al día de hoy tiene muchos adeptos. Se basa en que cada persona tiene un tipo de glóbulos rojos que marcan su sangre (grupos O, A, B, AB) y RH (negativo o positivo).

Dicen que, de la misma manera que la sangre de unas personas no puede ser donada a todas las demás si no a las que son compatibles (el O a todos; el A al A y AB, el B al B y AB, el AB sólo al AB…) y comoquiera que la sangre es la responsable de la distribución de los nutrientes en nuestro organismo, cada persona debería alimentarse en función de su grupo sanguíneo. También añadir que, comprobaron, que no todas las personas mejoraban su estado nutritivo cuando recibían recomendaciones similares, luego, pensaron, algo habrá en el organismo que diferencia unas personas de otras. Para ellos esa diferencia era el grupo sanguíneo.

Aunque es una afirmación demasiado amplia y genérica, y que habría que investigar más, su filosofía fundamental es la siguiente, habiendo infinidad de personas que les ha resultado muy beneficiosa.

Características generales del tipo O

Según Peter D'Adamo las personas con sangre del tipo O presentan —siempre hablando en general— un sistema inmunitario potente y muy activo, tendencia a una actividad tiroidea lenta, dificultad de adaptación a nuevas condiciones ambientales y nutricionales, bienestar con actividad física o deportiva regular e intensa y un aparato digestivo muy eficiente capaz de metabolizar dietas ricas en proteínas (carnes magras, pescado y marisco). En cuanto a los alimentos que le son muy beneficiosos o perjudiciales puede encontrarlos el lector en los recuadros de las páginas siguientes. Los que no figuran son considerados neutros pero, en general, las personas del tipo O deben:

1. Consumir frutas y verduras en abundancia pero reducir el consumo de las crucíferas (coliflor, coles de Bruselas, berzas...) y las hortalizas de la familia de las solanáceas (berenjenas, patatas, etc.), excepto los tomates.
2. Consumir carnes magras equilibrando esa aportación con verdura. Deben evitar sin embargo la carne de cerdo, los embutidos, las carnes en conserva y los alimentos en salazón.
3. Consumir pescado y marisco a excepción de pulpo, salmón ahumado, arenques en salazón, caviar y pez gato así como el pescado salado, secado o en conserva.
4. Limitar o evitar el consumo de leche, lácteos, quesos y huevos. Están en cambio permitidos la mantequilla, los quesos frescos magros y los quesos de soja.

5. Eliminar todo producto que contenga trigo y limitar los que llevan maíz y cereales.
6. Evitar las bebidas gaseosas, las colas y el café, prefiriendo el té.
7. Practicar alguna actividad física de forma regular. Les van mejor los deportes competitivos que requieren intenso esfuerzo físico.
8. En presencia de problemas utilizar productos fitoterapéuticos o infusiones de diente de león, menta, olmo, fucus, tila, alholva, regaliz, lúpulo y rosa canina. Y evitar las de equinácea, áloe, bardana, genciana, barba de maíz o ruibarbo.

Cabe añadir que los alimentos que favorecen el aumento de peso en las personas del tipo O son el gluten del trigo, el maíz, las judías, las lentejas y las crucíferas (coles, coliflor y coles de Bruselas). Por el contrario, favorecen la pérdida de peso las algas marinas, la sal yodada (de forma muy moderada), los pescados y mariscos, la carne de hígado, las espinacas y el brócoli.

Características generales del tipo A

Las personas con sangre del tipo A presentan según D'Adamo —hablando en general, insistimos— un sistema inmunitario vulnerable, una buena adaptación a condiciones ambientales y nutritivas estables, bienestar con una actividad física o deportiva relajante, un aparato digestivo frágil que tolera mal la carne, la harina de trigo, la leche y los lácteos, y al que le va mejor una dieta vegetariana rica en cereales y legumbres.

Las personas del tipo A deberían pues:

1. Basar su dieta en el consumo de fruta, cereales, legumbres y verduras.
2. Consumir pescado sólo en pequeñas cantidades (carpa, mero, bacalao, merluza, salmón, sardina, trucha), exclu-

yendo los pescados planos como el lenguado y la platija.

3. Limitar o evitar el consumo de carne pero evitando los embutidos, las carnes —especialmente si están en conserva— y los alimentos salados o ahumados (embutidos, carnes en conserva, alimentos en salazón...).

4. Evitar el consumo de leche y productos lácteos. En cambio, la soja y sus derivados le son particularmente beneficiosos.

5. No consumir alimentos precocinados.

6. Consumir de forma habitual semillas oleaginosas y frutos secos, pero evitando las nueces brasileñas y los pistachos.

7. Reducir el consumo de productos a base de harina de trigo.

8. Practicar actividades físicas relajantes (yoga, tai-chi, bicicleta, natación, excursiones...).

9. Utilizar en caso de malestar productos fitoterapéuticos o infusiones de manzanilla, cardo mariano, equinácea, valeriana, áloe, bardana y espino albar, pero evitar la barba de maíz y el ruibarbo.

Cabe agregar que los alimentos que favorecen el aumento de peso en las personas del tipo A son las carnes, los alimentos lácteos, las habas y el exceso de trigo favoreciendo el adelgazamiento los vegetales, los aceites vegetales, la soja y la piña.

Características generales del tipo B

Las personas con sangre del tipo B presentan según D'Adamo un sistema inmunitario activo, facilidad de adaptación ambiental y nutricional, bienestar con actividades físicas o deportivas moderadas y equilibradas, y un aparato digestivo eficiente que le permite seguir una dieta variada y equilibrada con leche y lácteos pero que posee poca tolerancia a los embutidos, la carne de cerdo, el marisco, las semillas y los frutos secos.

Las normas generales a seguir por las personas del tipo B serían:

1. Llevar una dieta variada y equilibrada.
2. Consumir abundantes frutas y hortalizas de hoja verde.
3. Consumir carnes magras, pero evitando las de pollo y cerdo así como los embutidos.
4. Consumir pescado, pero evitar los mariscos. No se recomiendan las gambas, los cangrejos, la langosta, los mejillones, las ostras, las almejas, el pulpo, las anchoas, la anguila y los caracoles.
5. Consumir huevos, leche y productos lácteos (es el único que los tolera bien).
6. Limitar los productos a base de trigo y maíz.
7. Limitar el consumo de semillas y frutos secos.
8. Practicar actividades físicas moderadas y equilibradas como los ejercicios aeróbicos, la bicicleta, la natación, el yoga o el tenis.
9. Utilizar en caso de malestar productos fitoterapéuticos o infusiones de salvia, menta, ginseng, eleuterococo o regaliz pero evitar las de tila, lúpulo, ruibarbo, áloe, barba de maíz y alholva.

En cuanto a los alimentos que favorecen el aumento de peso en las personas del tipo B son el maíz, las lentejas, los cacahuetes, las semillas de sésamo, el trigo y el trigo sarraceno, favoreciendo el adelgazamiento los vegetales de hoja verde, el té de palo dulce, la carne —especialmente la de hígado—, los huevos y los lácteos.

Características generales del tipo AB

Las personas con sangre del tipo AB presentan según D'Adamo un sistema inmunitario vulnerable, facilidad de adaptación a las condiciones de vida modernas, bienestar con una actividad física o deportiva relajante que exija esfuerzos moderados y un aparato digestivo frágil que precisa una dieta mixta moderada y tolera mal las carnes rojas, la pasta, las alubias y los frutos secos.

Las normas generales a seguir por las personas del tipo B serían:

1. Limitar el consumo de carnes rojas y evitar las carnes en conserva o ahumadas así como los embutidos.
2. Consumir pescado y marisco, pero evitando la langosta, las gambas, los cangrejos, las ostras, las almejas, el pulpo, la lubina, las anchoas y la anguila.
3. Evitar el consumo de productos a base de harina de trigo y limitar el consumo de pasta.
4. Consumir leche, lácteos y quesos... salvo cuando al hacerlo haya producción excesiva de moco con afecciones de las vías altas respiratorias. En tal caso deben suprimirse.
5. Consumir frutas (especialmente ciruelas, uvas, piña y frutas del bosque) y hortalizas en abundancia (sobre todo tomate).
6. Preferir las grasas vegetales —primando el aceite de oliva— pero evitar el vinagre.
7. Eliminar los encurtidos y la pimienta.
8. Preferir las actividades físicas y deportivas relajantes que exijan sólo esfuerzos moderados.
9. En caso de malestar utilizar productos fitoterapéuticos o infusiones de manzanilla, cardo mariano, equinácea, eleuterococo, regaliz o espino blanco, pero evitar las de tila, lúpulo, áloe, barba de maíz, alholva y ruibarbo.

Terminamos comentando que los alimentos que favorecen según Peter D'Adamo el aumento de peso en las personas del tipo AB son las carnes rojas, el maíz, el trigo, el trigo sarraceno, las alubias, las judías y las semillas de sésamo, mientras favorecen el adelgazamiento las verduras, las algas marinas, los pescados, los lácteos, la piña y el tofu.

CARNES	O	A	B	AB
Cerdo	☹	☹	☹	☹
Conejo	☺	☹	☺	☺
Cordero	☺	☹	☺	☺
Jamón	☹	☹	☹	☹
Pavo	☺	☺	☺	☺
Pollo	☺	☺	☹	☹
Ternera	☺	☹	☺	☺
Venado	☺	☹	☺	☹

PESCADOS	O	A	B	AB
Abadejo	☺	☹	☺	☹
Anchoa	☺	☹	☹	☹
Anguila	☺	☹	☹	☹
Arenque	☺	☹	☺	☺
Arenque ahumado	☹	☹	☺	☹
Atún	☺	☺	☺	☺
Bacalao	☺	☺	☺	☺
Besugo	☺	☺	☺	☺
Boquerón	☺	☹	☹	☹
Caballa	☺	☺	☺	☺
Carpa	☺	☺	☺	☺
Lenguado	☺	☹	☺	☺
Lubina	☺	☺	☹	☹
Lucio	☺	☺	☺	☺
Merluza	☺	☹	☺	☺
Mero	☺	☺	☺	☺
Pescadilla	☺	☺	☺	☺
Perca	☺	☺	☹	☹
Pez espada	☺	☺	☺	☺
Rape	☺	☺	☺	☺
Rodaballo	☺	☹	☺	☹
Salmón ahumado	☹	☹	☹	☹
Salmón fresco	☺	☺	☺	☺
Salmonete	☺	☺	☺	☺
Sardina	☺	☺	☺	☺
Trucha	☺	☺	☺	☺

MARISCOS	O	A	B	AB
Almejas	☺	☹	☹	☹
Bogavante	☺	☹	☹	☹
Calamar	☺	☹	☺	☹
Cangrejos	☺	☹	☹	☹
Caracoles	☺	☺	☹	☺
Caviar	☹	☹	☺	☺
Gambas	☺	☹	☹	☹
Ostras	☺	☹	☹	☹
Pulpo	☹	☹	☹	☹
Vieiras	☺	☺	☺	☺
HUEVOS (semana)	**4**	**3**	**4**	**4**

LÁCTEOS	O	A	B	AB
Leche de vaca	☹	☹	☺	☺
Leche de cabra	☹	☺	☺	☺
Leche de soja	☺	☺	☺	☹
Leche de almendra	☺	☺	☺	☺
Leche de arroz	☺	☺	☺	☺
Leche de avellana	☺	☺	☹	☹
Horchata	☺	☺	☺	☺
Yogur	☹	☺	☺	☺
Yogur de cabra	☺	☺	☺	☺
Cuajada de oveja	☺	☺	☺	☺
Queso de cabra	☺	☺	☺	☺
Queso de oveja	☺	☺	☺	☺
Queso de vaca	☹	☹	☹	☺
Tofu-queso de soja	☺	☺	☹	☺
Mozzarella	☺	☺	☺	☺
Mantequilla	☺	☹	☺	☹
Kéfir	☹	☺	☺	☺
Helados	☹	☺	☺	☺

ACEITES	O	A	B	AB
Aceite de oliva	☺	☺	☺	☺
Aceite de girasol	☺	☺	☹	☹
Aceite de lino	☺	☺	☺	☺
Aceite de sésamo	☺	☹	☹	☹

FRUTOS SECOS	O	A	B	AB
Almendras	☺	☺	☺	☺
Anacardos	☹	☹	☹	☺
Avellanas	☺	☺	☹	☹
Cacahuetes	☹	☺	☹	☺
Castañas	☺	☺	☺	☺
Nueces	☺	☺	☺	☺
Pipas de calabaza	☺	☺	☹	☹
Pipas de girasol	☺	☺	☹	☹
Pistachos	☹	☹	☹	☺
Semillas de sésamo	☺	☺	☹	☹

LEGUMBRES	O	A	B	AB
Lentejas	☹	☺	☹	☺
Garbanzos	☺	☹	☹	☹
Habas	☺	☺	☺	☺
Soja blanca	☹	☺	☹	☺
Soja verde (mungo)	☺	☺	☹	☹
Aduki	☺	☺	☹	☹
Alubias pintas	☺	☺	☹	☺
Alubias riñón	☹	☹	☺	☺
Guisantes	☺	☺	☺	☺
Judías blancas	☺	☺	☺	☹
Judías rojas	☺	☹	☺	☺

CEREALES	O	A	B	AB
Arroz	☺	☺	☺	☺
Avena	☹	☺	☺	☺
Cebada	☺	☺	☹	☺
Centeno	☺	☺	☹	☺
Maíz	☹	☺	☹	☹
Mijo	☺	☺	☺	☺
Quinoa	☺	☺	☺	☺
Trigo	☹	☹	☹	☹
Amaranto	☺	☺	☺	☺
Espalta	☺	☺	☺	☺
Kalmut	☺	☺	☹	☹
Trigo sarraceno	☺	☺	☹	☹
Sésamo	☺	☺	☹	☹

VEGETALES	O	A	B	AB
Acelga	☺	☺	☺	☺
Alcachofa	☺	☺	☹	☹
Agua	☹	☺	☹	☹
Ajo	☺	☺	☺	☺
Apio	☺	☺	☺	☺
Aceituna verde	☺	☺	☹	☺
Aceituna negra	☹	☹	☹	☹
Bambú	☺	☺	☺	☺
Berenjena	☹	☹	☺	☺
Bróculi	☺	☺	☺	☺
Brote de alfalfa	☹	☺	☺	☺
Brote de rábano	☺	☺	☹	☺
Boniato	☺	☹	☺	☺
Berro	☺	☺	☺	☺
Berza	☺	☹	☺	☺
Calabaza	☺	☺	☹	☺
Calabacín	☺	☺	☺	☺
Cebolla	☺	☺	☺	☺
Colinabo	☺	☺	☺	☺
Col	☹	☹	☺	☺
Coliflor	☹	☺	☺	☺
Col china	☹	☹	☺	☺
Col rizada	☺	☺	☺	☺
Cardos	☺	☺	☹	☹
Espinaca	☺	☺	☺	☺
Escarola	☺	☺	☺	☺
Espárrago	☺	☺	☺	☺
Endibia	☺	☺	☺	☺
Guisante	☺	☺	☺	☺
Hinojo	☺	☺	☺	☺
Lechuga	☺	☺	☺	☺
Lombarda	☹	☹	☺	☺
Maíz	☹	☺	☹	☹
Nabo	☺	☺	☺	☺
Patatas	☹	☹	☺	☺
Pepino	☺	☺	☺	☺
Pimiento verde	☺	☹	☺	☹
Pimiento rojo	☺	☹	☺	☹

Puerro	☺	☺	☺	☺
Perejil	☺	☺	☺	☺
Rábanos	☺	☺	☹	☹
Remolacha	☺	☺	☺	☺
Setas	☺	☺	☺	☺
Tomates	☺	☹	☹	☺
Zanahorias	☺	☺	☺	☺
FRUTAS	**O**	**A**	**B**	**AB**
Albaricoque	☺	☺	☺	☺
Arándano	☺	☺	☺	☺
Banana	☺	☹	☺	☹
Cereza	☺	☺	☺	☺
Ciruela	☺	☺	☺	☺
Caqui	☺	☺	☹	☹
Coco	☺	☹	☹	☹
Dátiles	☺	☺	☺	☺
Frambuesa	☺	☺	☺	☺
Fresa	☹	☺	☺	☺
Granada	☺	☺	☹	☹
Grosella	☺	☺	☺	☺
Guayaba	☺	☺	☺	☹
Higos frescos/secos	☺	☺	☺	☺
Hugo chumbo	☺	☺	☹	☹
Kiwi	☺	☺	☺	☺
Limón	☺	☺	☺	☺
Mango	☺	☹	☺	☹
Manzana	☺	☺	☺	☺
Mandarina	☹	☹	☺	☺
Melones varios	☺	☺	☺	☺
Melón miel	☹	☹	☺	☺
Melocotón	☺	☺	☺	☺
Mora	☹	☺	☺	☺
Naranja	☹	☹	☺	☹
Nectarina	☺	☺	☺	☺
Papaya	☺	☹	☺	☺
Pera	☺	☺	☺	☺
Piña	☺	☺	☺	☺
Plátano macho	☹	☹	☺	☺
Pomelo	☺	☺	☺	☺

	O	A	B	AB
Sandía	☺	☺	☺	☺
Uvas frescas/pasas	☺	☺	☺	☺
Zarzamora	☺	☺	☺	☺

ZUMOS Y JUGOS	O	A	B	AB
De piña	☺	☺	☺	☺
De cereza	☺	☺	☺	☺
De ciruela	☺	☺	☺	☺
De naranja	☹	☹	☺	☹
De uva	☺	☺	☺	☺
De zanahoria	☺	☺	☺	☺
De tomate	☺	☹	☹	☺
De manzana	☹	☺	☺	☺
Sidra de manzana	☹	☺	☺	☺

ESPECIAS	O	A	B	AB
Alcaravea	☺	☺	☺	☺
Algarrobo	☺	☺	☺	☺
Algas negras	☺	☺	☺	☺
Agar-agar	☺	☺	☺	☺
Albahaca	☺	☺	☺	☺
Anís	☺	☺	☺	☹
Azafrán	☺	☺	☺	☺
Azúcar blanco/moreno	☺	☺	☺	☺
Alcaparras	☺	☺	☺	☹
Almidón de maíz (maizena)	☹	☹	☹	☹
Bergamota	☺	☺	☺	☺
Cardamomo	☺	☺	☺	☺
Canela	☹	☺	☹	☺
Curry	☺	☺	☺	☺
Cúrcuma	☺	☺	☺	☺
Clavo	☺	☺	☺	☺
Comino	☺	☺	☺	☺
Cilantro	☺	☺	☺	☺
Chocolate	☺	☺	☺	☺
Eneldo	☺	☺	☺	☺
Estragón	☺	☺	☺	☺
Gelatina	☺	☹	☹	☹
Hoja de laurel	☺	☺	☺	☺
Ketchup	☹	☹	☹	☹

	O	A	B	AB
Mayonesa	☺	☹	☺	☺
Mejorana	☺	☺	☺	☺
Menta	☺	☺	☺	☺
Miel	☺	☺	☺	☺
Miel de arce	☺	☺	☺	☺
Miso/soja fermentada	☺	☺	☺	☺
Mostaza	☺	☺	☺	☺
Nuez moscada	☹	☺	☺	☺
Pimentón	☹	☺	☺	☺
Pimienta blanca	☹	☹	☹	☹
Pimienta negra	☹	☹	☹	☹
Pimienta de cayena	☺	☹	☺	☹
Rábano picante	☺	☺	☺	☺
Romero	☺	☺	☺	☺
Salvia	☺	☺	☺	☺
Tomillo	☺	☺	☺	☺
Vainilla	☹	☺	☺	☺
Vinagre	☹	☹	☺	☺
INFUSIONES	**O**	**A**	**B**	**AB**
Alholva o fenogreco	☺	☺	☹	☹
Alfalfa	☹	☺	☺	☺
Abedul blanco	☺	☺	☺	☺
Álsine	☺	☺	☺	☺
Aloe	☹	☺	☹	☹
Barba de maíz	☹	☹	☹	☹
Bolsa de pastor	☹	☺	☹	☹
Corteza de roble blanco	☺	☺	☺	☺
Candelaria	☺	☺	☹	☺
Diente de león	☺	☺	☺	☺
Equinácea	☹	☺	☺	☺
Escaramujo de rosa	☺	☺	☺	☺
Espino albar (crataesgus)	☺	☺	☺	☺
Hoja de fresa	☹	☺	☺	☺
Ginseng	☺	☺	☺	☺
Jengibre	☺	☺	☺	☺
Té verde	☺	☺	☺	☺
Menta	☺	☺	☺	☺
Manzanilla	☺	☺	☺	☺
Tila	☺	☺	☹	☹

	O	A	B	AB
Lúpulo	☺	☺	☹	☹
Hipérico	☹	☺	☺	☺
Palo dulce-regaliz	☺	☺	☺	☺
Milenrama	☺	☺	☺	☺
Valeriana	☺	☺	☺	☺
Verbena	☺	☺	☺	☺
Salvia	☺	☺	☺	☺
Sauco	☺	☺	☺	☺
Sena	☹	☺	☹	☹
Solidago virgaurea	☹	☺	☺	☺
Tomillo	☺	☺	☺	☺
Trébol rojo	☹	☹	☹	☹
Zarzaparrilla	☺	☺	☺	☺
BEBIDAS	**O**	**A**	**B**	**AB**
Agua con gas	☺	☹	☹	☺
Café/descafeinado	☹	☺	☺	☺
Cerveza	☺	☹	☺	☺
Cola	☹	☹	☹	☹
Gaseosa	☹	☹	☹	☹
Licores destilados	☹	☹	☹	☹
Té negro/desteinado	☹	☹	☺	☹
Té verde	☺	☺	☺	☺
Vino blanco	☺	☺	☺	☺
Vino tinto	☺	☺	☺	☺